एक कण आयुर्वेदाचा

वैद्य रमा खटावकर

#AnyoneCanPublish with
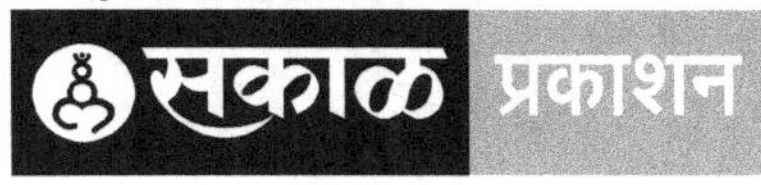
सकाळ प्रकाशन

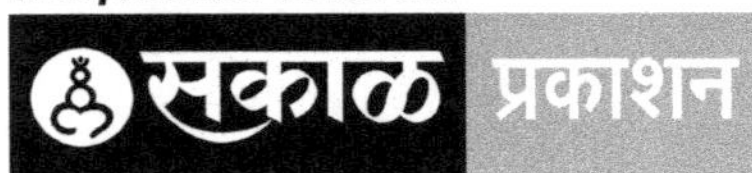
#AnyoneCanPublish with

Ek Kan Ayurvedacha
© Vaidya Rama Khatavkar, 2024

एक कण आयुर्वेदाचा
© वैद्य रमा खटावकर, २०२४

प्रथम आवृत्ती	: मे २०२४
प्रकाशक	: सकाळ मीडिया प्रा. लि.
	५१५, बुधवार पेठ, पुणे-४११ ००२
मुखपृष्ठ, मांडणी आणि मुद्रितशोधन	: सारद मजकूर, पुणे
मुद्रणस्थळ	: विकास प्रिंटिंग ॲण्ड कॅरिअर्स प्रा. लि.
	प्लॉट नं. ३२, एमआयडीसी, सातपूर,
	नाशिक
ISBN	: 978-81-19311-77-4
संपर्क	: ०२०-२४४० ५६७८ / ८८८८८४९०५०
	sakalprakashan@esakal.com

आयुर्वेदाची गोडी लावणाऱ्या माझ्या सर्व
वंदनीय गुरुवर्यांना आणि मला लेखनाची
प्रेरणा देणाऱ्या सर्व सुहृदांना आदर आणि
प्रेमपूर्वक अर्पण!

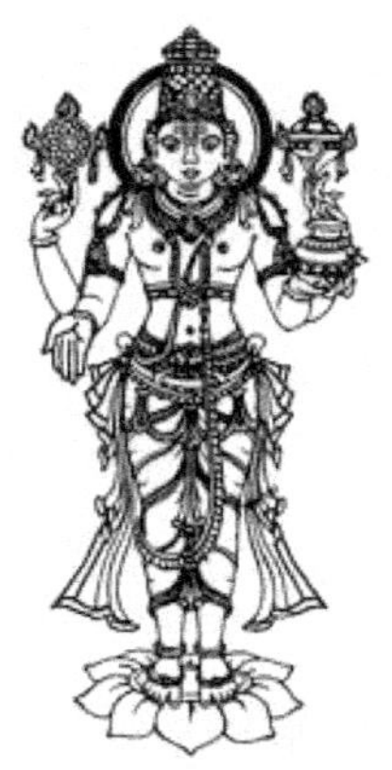

धन्वंतरी स्तवन

शंखं चक्रं जलौकां दधदमृतघटश्चारुदोर्भिश्चतुर्भि: ।
सूक्ष्मस्वच्छातिहृद्यांशुकपरिविलसन्मौलिमम्भोजनेत्रम् ॥
कालाम्भोदोज्ज्वलांगं कटितटविलसच्चारुपीताम्बराढ्यं ।
वंदे धन्वंतरिं तं निखिलगदवन प्रौढदावाग्निलीलम् ॥

अर्थ : ज्यांनी आपल्या चार हातांमध्ये शंख, चक्र, जलौका आणि अमृतघट असे धारण केले आहेत, तलम, उज्ज्वल आणि मनोहर असे उपरणे खांद्यावरून घेतले आहे, मुखाभोवती मनोहर प्रभा फाकली आहे, कमळाप्रमाणे विशाल नेत्र आहेत, ज्यांची कांती तेजस्वी आहे, कमरेवर अतिशय सुंदर असे पितांबर विलसत आहे, शरीररूपी अरण्यातील रोगरूपी भयंकर वणव्याचे जे लीलया शमन करतात, असे भगवान धन्वंतरी, आपणास मी वंदन करत आहे.

मनोगत

भारतातल्या लोकांना आयुर्वेदाबद्दल वेगळे सांगायला हवे असे नाही. पिढ्यान्पिढ्या आयुर्वेद आपल्या रक्तातून वाहत आला आहे.

दारातली तुळस, श्रावणातले उपास, संक्रांतीचा तिळगूळ, तिथे आयुर्वेद आहे. भोगीची पहाटेची तिळाची भाकरी, लेकुरवाळी भाजी, ग्रीष्मातल्या उष्ण दुपारी थंड जलाशयाकाठच्या सहली, रोजचा व्यायाम, जेवणातील सगळ्या चवी, रात्रीचा सुखद बिछाना, उठल्यानंतरचे दंतमंजन, सकाळची दमदार न्याहारी; इतकेच नव्हे, तर रोजची शौचालयाची भेटदेखील! सगळीकडे आयुर्वेदाची छाप आहेच. जगण्यातल्या प्रत्येक छोट्या-मोठ्या गोष्टींवर आयुर्वेदाचे काही ना काही म्हणणे, मार्गदर्शन आहेच. रूढी, परंपरा, उत्सव, व्रत-वैकल्ये, नित्यनेम यांमधून या उपदेशाचे आपण पालनही करत असतो; पण बऱ्याच वेळा आपल्याला त्याची जाणीव नसते.

आयुर्वेद हे प्राचीन भारतीय वैद्यकशास्त्र म्हणून जगात ओळखले जाते. आयुर्वेदाबद्दल आज जगात सर्वत्र उत्सुकता वाढत आहे. अशावेळी आपल्याच वैद्यकशास्त्राची आपल्याला नीट ओळख असली पाहिजे, ही काळाची गरज आहे.

आयुर्वेदाबद्दलच्या अर्धवट ज्ञानाच्या आधारावर कधीकधी काही विचित्र, चुकीच्या समजुती, गैरसमज असलेले दिसून येतात. यामुळे या शास्त्राची बदनामी तर होतेच, पण अनेक वर्षांनंतर आज पुन्हा एकदा उत्कर्षाच्या वाटेकडे जात असणाऱ्या या शास्त्राच्या प्रगतीला वारंवार खीळ बसते. असे होऊ नये; यासाठी आयुर्वेदशास्त्र जसे आहे, तसे सोप्या भाषेत समजून घेणे हे केवळ आयुर्वेदतज्ज्ञांचेच नव्हे, तर प्रत्येकाचे आज कर्तव्य झाले आहे. या कामात आपणही खारीचा वाटा उचलावा, म्हणून या पुस्तकाचे प्रयोजन.

गंमत अशी, की आपल्याच देशात या शास्त्राबद्दल बरीच मतांतरे, गैरसमज, अनास्था, अनादरही आहे. आयुर्वेदाच्या नावावर कुठल्याही अशास्त्रीय गोष्टी खपविण्याचे प्रमाणही वाढत आहे. या पार्श्वभूमीवर परदेशातील आयुर्वेदाचे वाढते आकर्षण व त्यांचे शिकण्याचे गांभीर्य लक्षात घेता अशी भीती वाटते, की एक दिवस खऱ्या आयुर्वेदाचे ज्ञान घेण्यासाठी आपल्याला परदेशात जावे लागेल की काय! असे होऊ नये, यासाठी

वारसाहक्काने आपल्याला मिळालेले हे अनमोल शास्त्र, आयुर्वेद, त्याच्या मूळ स्वरूपाची थोडी तरी तोंडओळख सर्वांनाच असायला हवी, म्हणून हा लेखनप्रपंच. असाच विचार करून साधारण २०२०च्या आसपास '#एककणआयुर्वेदाचा' असा हॅशटॅग घेऊन मी माझ्या फेसबुक वॉलवर आणि काही फेसबुक व व्हॉट्सॲपच्या ग्रुपवर आयुर्वेदविषयक माहिती साध्या, सोप्या भाषेत सर्वांना समजेल अशा पद्धतीने थोडक्यात लिहायला सुरुवात केली. त्याला प्रतिसादही मिळू लागला. लाईक्स आणि कॉमेंट्स देणाऱ्यांव्यतिरिक्तसुद्धा अनेक जण ते पाहत होते आणि फोनवर किंवा अन्य मार्गाने मला ते तसे कळवत होते. त्यांना ते आवडतही होते. यातूनच या सर्व पोस्ट एकत्रित स्वरूपात पुस्तकरूपाने असाव्यात, ही कल्पना पुढे आली. त्याचाच परिणाम म्हणून 'एक कण आयुर्वेदाचा' हे पुस्तक तयार झाले.

हजारो वर्षांपासून चालत आलेले हे ज्ञान आजही काळाच्या कसोटीवर उतरून प्रत्यक्षात परिणाम दाखवत आहे. याचे कारण म्हणजे या शास्त्राचा पाया, त्याचे मूलभूत सिद्धांत. अशाच काही मौलिक सिद्धांतांबद्दल आपण माहिती घेणार आहोत.

निरोगी राहणे, सांसर्गिक आजार, त्याचबरोबर काही साध्यासोप्या औषधांची माहिती, नेहमीच्या जेवणातील काही पदार्थ, तसेच पंचकर्मातील काही भाग, यांचीही आपण माहिती घेणार आहोत. आयुर्वेदशास्त्राच्या आजपर्यंतच्या प्रवासातील ग्रंथांसंदर्भात माहितीही आपण बघणार आहोत. आयुर्वेदातील काही महत्त्वाचे श्लोक आणि त्यांचे अर्थही आपल्याला या पुस्तकात बघायला मिळतील. आयुर्वेदाबद्दलचे काही गैरसमज आणि त्यांच्याबद्दलचे वास्तवसुद्धा आपल्याला या पुस्तकात वाचायला मिळेल. त्याचबरोबर आणखीही बरेच काही आहे.

आयुर्वेदाची तोंडओळख होणे सर्वांना सोपे जावे, यासाठी भाषा अगदी साधी, सरळ, सोपी अशी ठेवली आहे. आपल्या रोजच्या जगण्यात ज्यांचा उपयोग होईल, असेच विषय निवडले आहेत. काही महत्त्वाच्या विषयांना स्पर्श करायचा राहून गेला आहे; पण ते विषय याच पुस्तकाच्या दुसऱ्या भागासाठी राखून ठेवलेले आहेत. आयुर्वेदासारख्या ज्ञानाच्या अथांग महासागरातील एका बिंदूएवढेच ज्ञान माझ्याकडे साठले आहे आणि तेच मी आपणासमोर ठेवत आहे.

हे पुस्तक वाचून आयुर्वेदाबद्दल लोकांची उत्सुकता वाढावी, त्यांनी त्याविषयाची अधिक माहिती मिळवावी आणि त्यावर चर्चा व्हावी, असे हेतू मनात ठेवून जमतील तेवढे प्रयत्न केले आहेत. हे पुस्तक वाचून जास्तीतजास्त लोकांना आरोग्य टिकवण्यासाठी याचा फायदा झाला, तर हे पुस्तक लिहिण्याचे सार्थक झाले असे मला वाटेल. आपले अभिप्राय जाणून घेण्यासाठी मी उत्सुक आहे.

– वैद्य रमा खटावकर

आभार

आता आभार व्यक्त करायचे, तर सर्वप्रथम सर्व वैद्यांचा देव भगवान धन्वंतरी यांना नमन करूनच आभार मानायला सुरुवात केली पाहिजे. महर्षी चरक, महर्षी सुश्रुत, महर्षी वाग्भट, महर्षी काश्यप आणि त्यांच्यासारख्याच अनेक थोर महर्षींनी हे सर्व ज्ञान प्रत्यक्षावर वारंवार तपासून, लिखित स्वरूपात नोंद करून ठेवले. त्यामुळे त्यांचे तर सर्वच मानवजातीवर डोंगराएवढे उपकार आहेत. मग त्यांचे आभार कसे मानायचे? तर त्यांनी आपल्यापर्यंत पोहोचवलेले ज्ञान समजून घेणे आणि मानवजातीच्या उपकारासाठीच, कमीतकमी आपल्या स्वतःच्या आरोग्यापुरते तरी ते वापरणे, हीच त्यांच्याबद्दल व्यक्त केलेली आदरांजली ठरेल.

आयुर्वेद या विषयात मला ज्यांच्यामुळे गोडी निर्माण झाली आणि इथपर्यंत हा प्रवास झाला, त्या माझ्या सर्व आदरणीय गुरुवर्यांचे मी मनापासून आभार मानते. त्यातही वैद्यराज य. गो. जोशी सर यांचे ऋण तर फिटण्यासारखे नाही. मी कायम त्यांच्या ऋणातच असेन.

आयुर्वेदासंदर्भात फेसबुकवरच्या पोस्टवर वारंवार प्रतिक्रिया देणाऱ्या सर्व वाचकांचा या पुस्तकाच्या निर्मितीमध्ये सिंहाचा वाटा आहे. या प्रतिसादामुळेच तर आणखी लिहिण्यासाठी मला बळ मिळत गेले.

सर्व वाचकांचे मनापासून आभार. मी सुचवत असलेल्या आयुर्वेदिक उपचारांबद्दल अनेक प्रश्न विचारून मला पुन्हा पुन्हा विचार करायला लावणारे माझे रुग्ण आणि 'मार्क्स मिळविण्यापलीकडे, प्रॅक्टिसमध्ये या ज्ञानाचा उपयोग काय?' असे विचारणारे माझे विद्यार्थी, यांचे तर मनापासून आभारच! कारण त्यांचे समाधान करण्यासाठी मला पुन्हा पुन्हा पुस्तके चाळावी लागली आणि त्यावर विचार करावा लागला.

मी काहीही लिहिले, तरी त्याचे कौतुक करणारे माझे सगळे नातेवाईक आणि सुहृद यांचेही मनःपूर्वक आभार.

सरते शेवटी सकाळ प्रकाशनाचेही मनःपूर्वक आभार. अत्यंत कमी काळात या पुस्तकाची सुबक अशी निर्मिती आणि सर्व तांत्रिक बाजू त्यांनी सांभाळल्या.

– वैद्य रमा खटावकर

आयुः कामयमानेन धर्मार्थसुखसाधनम् ।
आयुर्वेद उपदेशेषु विधेयः परमादरः ॥ (अहसू १/२)

अर्थ : धर्म, अर्थ आणि सुख यांचे साधन असलेले (निरोगी) आयुष्य हवे असेल, तर आयुर्वेदाने केलेल्या उपदेशाचा आदर केला पाहिजे. (हे उपदेश आचरणात आणले पाहिजेत.)

आयुर्वेद हे विश्वाच्या इतिहासातील पहिले ज्ञात वैद्यकशास्त्र आहे. अनेकदा आयुर्वेदाला 'जीवनपद्धती' असे संबोधताना त्याचे वैद्यकशास्त्रातील महत्त्व अथवा प्रभाव नाकारण्याचा उद्देश असल्यानेच इथे 'वैद्यकशास्त्र' हा शब्द आवर्जून वापरला आहे. आयुर्वेदाच्या संहितांमध्ये नमूद केल्यानुसार आयुर्वेद हा नित्य, शाश्वत आणि त्रिकालाबाधित आहे. असे जरी असले, तरीही कोणतेही शास्त्र टिकवायचे असेल, त्याची भरभराट होणे अपेक्षित असेल; तर ते अधिकाधिक प्रमाणात लोकाभिमुख होणे गरजेचे असते.

आपल्या देशावर परकीय आक्रमणे होण्यापूर्वी आयुर्वेदाचा जबरदस्त प्रभाव जनमानसांवर होता, हे आद्य शंकराचार्यांच्या रचना किंवा अगदी माउलींच्या ज्ञानेश्वरी टीकेचे वाचन करताना जाणवते. त्यानंतर मात्र जनसामान्य आपल्या या प्रभावी शास्त्राला दुरावले. विशेषतः ब्रिटिशांच्या आक्रमणानंतर आयुर्वेदाची पद्धतशीर नाकेबंदी केली गेली. याचे अनेक समकालीन पुरावे उपलब्ध आहेत. मुघलांनी आमची डोकी मारली; तर ब्रिटिशांनी आमची बुद्धी मारली. बुद्धी मारणे अधिक घातक असते, हे अजूनही आयुर्वेदाच्या जागृतीबाबत असलेल्या कमतरतेतून सातत्याने जाणवते. यासाठीच महत्त्वाचा भाग म्हणजे एकीकडे अधिकाधिक संख्येने वैद्यांनी शुद्ध आयुर्वेदाची प्रॅक्टिस करणे हे महत्त्वाचे आहेच; मात्र त्यासोबतच अधिकाधिक वैद्यांनी समाज प्रबोधनासाठी बोलते व लिहिते होणे हे गरजेचे आहे.

वैद्य रमा खटावकर यांचे पुस्तक जनप्रबोधनाच्या दृष्टीने एक अत्यंत महत्त्वाचे पाऊल आहे, यात शंकाच नाही. वैद्य खटावकर यांना उपचारांचा, त्याचप्रमाणे आयुर्वेद शिकवण्याचादेखील असलेला प्रदीर्घ अनुभव हा त्यांच्या लेखनकौशल्यात भर घालणारा आहे. मात्र त्याहीपलीकडे एक ज्येष्ठ वैद्य असूनही त्या फेसबुकसारख्या समाजमाध्यमाचा आपल्या शास्त्राच्या प्रचार, प्रसाराकरिता त्यांनी केलेला उपयोग अत्यंत स्तुत्य आहे! साधारणपणे आमच्या पिढीतील किंवा त्यापुढच्या पिढीतील वैद्य हे सजगतेने समाजमाध्यमांचा वापर करताना दिसतात. दुर्दैवाने आमची इच्छा

असूनदेखील आधीच्या पिढीतील वैद्यांमध्ये त्यांच्या काही वैयक्तिक कारणांमुळे तशा प्रकारची उपस्थिती समाजमाध्यमांत आढळून येत नाही. यासाठीच सदर लेखन केल्याबद्दल वैद्य खटावकर मॅडम यांना आवर्जून धन्यवाद दिले पाहिजेत.

एकूण ५० लेखांचे संकलन असलेले हे पुस्तक म्हणजे त्यांनी प्रसंगानुरूप फेसबुकवर केलेल्या लिखाणाचे एकत्रीकरण आहे. या पुस्तकाद्वारे आयुर्वेदातील कित्येक मूलभूत संकल्पना अत्यंत सोप्या शब्दांत जनतेला समजाव्या अशा पद्धतीने मांडलेल्या आहेत; यातच वैद्य खटावकर यांची शिक्षकी हातोटी दिसून येते. एका प्रकारे बघायचे झाल्यास; हे सर्व लेखांक आयुर्वेदातील विविध विषयांची तोंडओळख म्हणून अत्यंत उपयुक्त आहेत. मात्र त्यापलीकडे जाऊन यातील मूलभूत संकल्पना वाचकांनी समजून घेतल्यास आयुर्वेदिक उपचार घेत असताना त्यामागे नेमका काय विचार असतो, हेदेखील त्यांच्यासमोर स्पष्ट होईल अशी आशा वाटते. 'गोल छिद्रात चौकोनी खुंटी' किंवा 'संपूर्ण आणि शुद्ध चिकित्सा' या लेखांकांमधून आयुर्वेदिक उपचारांमागचे सारच जणू मांडण्यात आलेले आहे. अन्य कित्येक लेखांकांमधून प्रकृती, चिकित्सा चतुष्पाद, आयुर्वेदीय औषधे, अधारणीय वेग इत्यादी संकल्पना स्पष्ट करण्यात आल्या आहेत.

पुस्तकाचे वैशिष्ट्य म्हणजे तांत्रिक संकल्पना समजावून सांगत असतानाही कुठेही बोजड भाषेचा उपयोग न करता अत्यंत सहजगत्या समजेल अशा पद्धतीने हे लिखाण करण्यात आलेले आहे. यातील विविध गटांच्या विषयांवर स्वतंत्र पुस्तकांची निर्मिती होऊ शकते, इतके विस्तृत विषय आहेत. सदर उपक्रमाबद्दल एक वैद्य म्हणून रमा खटावकर यांना मनःपूर्वक धन्यवाद आणि पुढेही त्यांनी असेच लिखाण करत राहावे ही विनंती!

– **वैद्य परीक्षित शेवडे**
(आयुर्वेद वाचस्पती)

अनुक्रमणिका

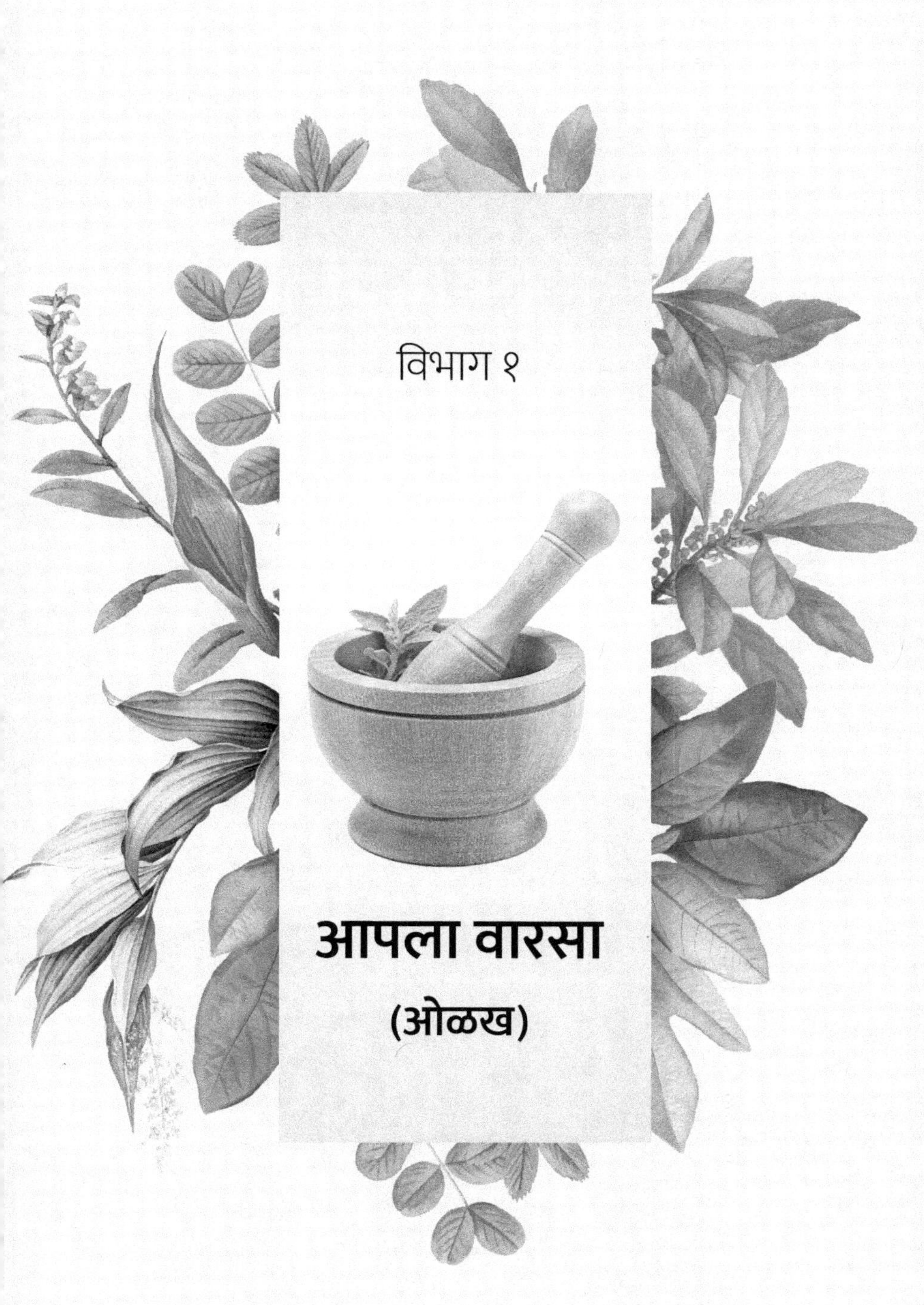

विभाग १

आपला वारसा

(ओळख)

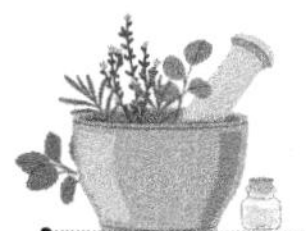

ओळख आयुर्वेदाची

आयुर्वेद म्हणजे काय? तर ती जगण्याची एक पद्धत होय. केवळ रोग आणि त्याचा इलाज एवढ्यापुरती ती मर्यादित नाही. आयुर्वेद म्हणजे स्वतःची एक स्वतंत्र विचारधारा असलेले, वेगळे पायाभूत सिद्धांत असलेले आणि स्वतःची ग्रंथसंपदा असलेले, काळाच्या कसोटीवर उतरलेले असे एक स्वतंत्र वैद्यकशास्त्र आहे.

मूळ आठ शाखांचा अष्टांग आयुर्वेद आणि प्रत्येक शाखेच्या पुन्हा उपशाखा, असा या शास्त्राचा विस्तृत पसारा आहे. शल्यतंत्र, प्रसूती, विषतंत्र, कायचिकित्सा अशा महत्त्वाच्या अनेक शाखा आणि उपशाखा अगदी तपशीलवार या वैद्यकात विकसित झालेल्या आहेत.

'अष्टांग आयुर्वेद' हा एका वेगळ्या लेखाचा विषय आहे. आयु म्हणजे आयुष्य. वेद म्हणजे जाणणे किंवा ज्ञान. 'आयुष्याबद्दल माहिती देणारे शास्त्र म्हणजे आयुर्वेद'. इतर वैद्यकशास्त्रांपासून आयुर्वेद वेगळा कसा? तर आश्चर्य वाटेल, अशा काही गोष्टी आहेत, त्या आपण माहीत करून घेऊ.

आज उपलब्ध असलेल्या वैद्यकशास्त्रांमध्ये पृथ्वीवरील हे सर्वांत जुने वैद्यकशास्त्र आहे; तरीही त्यातील मूळ सिद्धांत आजही कालबाह्य नाहीत. आजही ते परिणाम दाखवत असतात. आपल्याला वारसाहक्काने मिळालेले आणि आपल्याच भूमीत जन्माला येऊन, रुजून महान बनलेले असे हे वैद्यकशास्त्र आहे. महर्षी चरक, महर्षी सुश्रुत, महर्षी वाग्भट अशा अनेक महान संशोधकांनी यासाठी योगदान दिले आहे.

आयुर्वेदाच्या वापरास नेमकी केव्हा सुरुवात झाली, ते सांगणे कठीण आहे. अथर्ववेदामध्ये याचे भरपूर उल्लेख मिळतात, म्हणून याला 'अथर्ववेदाचा उपवेद' असेही म्हणतात.

आयुर्वेदाचे मुख्य तीन आधारग्रंथ म्हणजे चरकसंहिता, सुश्रुतसंहिता आणि अष्टांग संग्रह. यांनाच 'बृहत्रयी' असेही म्हटले जाते. यांपैकी कालदृष्ट्या सर्वांत जुनी

संहिता म्हणजे चरक संहिता. हिचा काळ सुमारे चार हजार वर्षांपर्यंत मागे जातो, तर सुमारे सातशे वर्षांपूर्वी नेपाळमध्ये सापडलेले एक हस्तलिखित 'काश्यप संहिता' याचा कालखंड तर त्याहीपेक्षा जुना ठरविला जातो. गुरुशिष्य परंपरेने हे शास्त्र प्रगती करत राहिले.

'तक्षशिला' आणि 'नालंदा' या जगप्रसिद्ध विश्वविद्यालयांमध्ये आयुर्वेद ही एक महत्त्वाची विद्याशाखा होती आणि तिचा अभ्यास करण्यासाठी जगभरातून विद्यार्थी येत असत. प्राचीन काळापासून राजकीय आणि सामाजिक बदलांचा परिणाम म्हणून, कधी चांगले दिवस, तर कधी वाईट दिवस असे झोके घेत घेत आयुर्वेद वाटचाल करत राहिले. आजच्या काळात याला चांगले दिवस येतील, अशी लक्षणे आहेत. याच बदलांचा परिणाम म्हणून आयुर्वेद जगभर पसरला आणि आयुर्वेदाचे काही सिद्धांत इतर वैद्यकशास्त्रांचे म्हणून पुन्हा जगासमोर आले. याचेही अनेक पुरावे आहेत.

आयुर्वेदशास्त्र निर्माण झाले, त्याचे दोन उद्देश आहेत.

१. निरोगी माणसाचे आरोग्य टिकवणे.

२. रोग्याचा रोग दूर करणे.

म्हणजेच रोग झाल्यावर उपाय करण्यापेक्षा रोग होऊच नये, यासाठी खबरदारी घेण्यावर इथे जास्त भर दिला आहे.

आयुर्वेद इतक्या पुराणकाळापासून आजपर्यंत टिकून कसा राहिला, याचे रहस्य म्हणजे त्यातील मौलिक सिद्धांत. ज्यांना आयुर्वेदाचा पाया किंवा गाभा म्हणता येईल. वरवरच्या तपशिलांमध्ये काळानुसार काही बदल झाले असले, तरीसुद्धा मूळ सिद्धांत हजारो वर्षांनंतरसुद्धा आज अबाधित आहेत, प्रत्यक्षात परिणाम दाखवत आहेत. आयुर्वेदाचे हेच शाश्वतत्त्व आहे. आयुर्वेदाचे हे मूळ सिद्धांत व्यवस्थित लक्षात घेऊन जे वैद्य व्यवसाय करतात, त्यांना निश्चितपणे यश, कीर्ती आणि पैसाही मिळतो. याची अनेक उदाहरणे आज आपण आसपास पाहत असतो.

कोविड काळात आयुर्वेदिक चिकित्सकांची कामगिरी म्हणूनच डोळ्यात भरण्यासारखी होती. आयुष काढा, गुडूची घन वटी, व्याधीक्षमत्त्वासाठी आयुर्वेद यांसारख्या अनेक गोष्टी याच काळात सर्वांना माहीत झाल्या आणि आयुर्वेदाबद्दल उत्सुकता आणि समाजाचा कल वाढू लागला.

आयुर्वेद शिकण्यासाठी आजच्या काळात संपूर्ण भारतात 'बीएएमएस' हा एकच पदवी अभ्यासक्रम चालवला जातो. यानंतर प्रत्येक शाखांमध्ये पदव्युत्तर पदवी, पीएचडी, पदविका आणि प्रमाणपत्र कोर्सेस अनेक विद्यापीठांमध्ये चालवले जातात.

आयुर्वेदाचे शिक्षण, प्रसार, संशोधन, आयुर्वेदिक औषधांचा दर्जा अशा काही महत्त्वाच्या गोष्टींसाठी आयुष मंत्रालयाचेही योगदान मिळत आहे. त्यांच्या संशोधन विभागाने बनवलेली काही औषधे प्रत्यक्षात चांगले परिणाम दाखवत आहेत. एआयआयए (ऑल इंडिया इन्स्टिट्यूट ऑफ आयुर्वेद) सारख्या संस्थांचेही योगदान या क्षेत्रात प्रशंसनीयरीत्या वाढत आहे.

भारत सरकारनेही धन्वंतरी जयंती म्हणजेच दिवाळीतील धनत्रयोदशी हा 'राष्ट्रीय आयुर्वेद दिवस' जाहीर करून आयुर्वेदाबद्दल आणखी जाणीव वाढवण्याचे काम केले आहे. या सर्वांमुळे भारतात आणि परदेशातही आयुर्वेदाबद्दल वाढती उत्सुकता दिसून येत आहे.

अजून करण्यासारखे भरपूर आहे. प्रत्येक जण आपापल्या पातळीवर काम करतच आहे. आयुर्वेदाबद्दलच्या अर्धवट ज्ञानाच्या आधारावर कधीकधी काही विचित्र चुकीच्या समजुती, गैरसमज असलेले (क्वचित प्रसंगी मुद्दाम पसरविलेले) दिसून येतात. त्यामुळे या शास्त्राची बदनामी तर होतेच, परंतु अनेक वर्षांनंतरसुद्धा आज पुन्हा एकदा उत्कर्षाच्या वाटेकडे जात असणाऱ्या या शास्त्राच्या प्रगतीला त्यामुळे वारंवार खीळ बसते. असे होऊ नये यासाठी आयुर्वेदशास्त्र जसे आहे, तसे सोप्या भाषेत समजून घेणे हे प्रत्येकाचे (केवळ आयुर्वेद तज्ज्ञांचेच नव्हे) आज कर्तव्य झाले आहे.

❖❖❖

हिताहितं सुखं दुःखं आयुस्तस्य हिताहितम्।
मानं च तच्च यत्रोक्तं आयुर्वेदः स उच्यते॥ - (च. सू. १/४१)

अर्थ : हितकर, अहितकर, सुखकर आणि दुःखकर असे चार प्रकारचे आयुष्य असते. अशा आयुष्यासाठी चांगले काय आणि वाईट काय हे सांगणारे; तसेच आयुष्य किती असते याचे विवेचन असणारे शास्त्र म्हणजे आयुर्वेद होय.

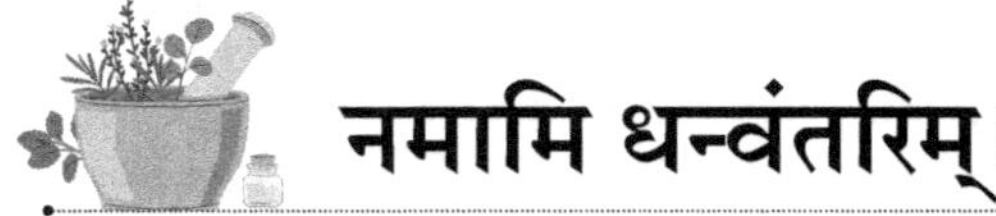

नमामि धन्वंतरिम्।

वैद्यकीय व्यवसायात एखादी व्यक्ती यशस्वी आहे, अनेक कठीण आणि अशक्य वाटणारे रोगही अशा व्यक्तीच्या हातून बरे झालेले आहेत, नीतिमान आणि हसतमुख आहे, अशा व्यक्तीला 'साक्षात धन्वंतरी आहे', असे म्हणतात.

कोण आहेत हे धन्वंतरी ?

देवांचा वैद्य व वैद्यांचा देव असे भगवान धन्वंतरींचे वर्णन केले जाते. समुद्रमंथनाच्या पुराणातील उल्लेखापासून ते आजतागायत धन्वंतरी ही संकल्पना प्रचलित आहे. अमृताच्या प्राप्तीसाठी देव-दानवांनी समुद्रमंथन केले आणि चौदा रत्नांपैकी एक रत्न म्हणून अमृत कलश हातात घेऊन धन्वंतरीचे अवतरण झाले, अशी कथा आहे. भागवत पुराण, महाभारत व विष्णुपुराणात या धन्वंतरी अवतरणाचे संदर्भ आहेत. पुराणांचा विषय सोडला, तरीही आयुर्वेदामध्ये धन्वंतरी या शब्दाचे आणखी वेगळेही संदर्भ आहेत.

आयुर्वेद परंपरेमध्ये धन्वंतरी या नावाने अनेक व्यक्ती होऊन गेल्या आहेत. काशिराज दिवोदास यांचे पुत्र धन्वंतरी हे शल्यतंत्र या शाखेचे प्रमुख मानले जातात. अष्टांग आयुर्वेदातील शल्यतंत्र म्हणजेच शस्त्रकर्माच्या संदर्भातील शाखा. ही शाखा 'धन्वंतरी संप्रदाय' म्हणून ओळखली जाते. शस्त्रकर्मने साध्य असे रोग आणि शस्त्रकर्माशी संबंधित सर्व विषयांचा सविस्तर अभ्यास या शाखेमध्ये येतो. इतर दोन संप्रदाय हे आत्रेय संप्रदाय (कायचिकित्सा - जनरल मेडिसिन) आणि काश्यप संप्रदाय (स्त्रीरोग प्रसूती तंत्र - गायनॅकॉलॉजी अँड ऑब्स्टेट्रिक्स) हे आहेत.

'धान्वंतरेयाणां इदम् अधिकारः' असे निर्णय कायचिकित्सा विषयाच्या ग्रंथांमध्ये अनेक ठिकाणी आढळतात. याचा अर्थ या रोगावर शल्यतंत्र विभागातील वैद्यच निर्णय घेऊ शकतात. (शस्त्रकर्मनेच हा रोग बरा होऊ शकतो, हा रुग्ण आता शल्य विभागात पाठवायचा आहे.)

समुद्रमंथनातून धन्वंतरी प्रकट झाले, तो दिवस अश्विन वद्य त्रयोदशी म्हणजेच दिवाळीतील धनत्रयोदशीचा दिवस. हाच 'धन्वंतरी जयंती' म्हणूनही साजरा केला जातो. आयुर्वेद क्षेत्रात या दिवशी पूर्वीपासूनच धन्वंतरी पूजनाचा सोहळा मोठ्या प्रमाणात साजरा केला जातो. आयुर्वेद संदर्भातील विविध कार्यक्रम, चर्चा, पुरस्कार; तसेच ज्येष्ठ वैद्यांचे सत्कार होतात.

२०१६ मध्ये धन्वंतरी जयंती हा दिवस 'राष्ट्रीय आयुर्वेद दिवस' म्हणून भारत सरकारने जाहीर केला. तेव्हापासून सरकारी पातळीवरसुद्धा विविध कार्यक्रमांचे आयोजन, स्पर्धा या दिवशी होतात. (या संदर्भात एक वेगळा लेख याच पुस्तकात लिहिला आहे.) इतर वेळीसुद्धा आयुर्वेद क्षेत्रातील प्रत्येक कार्यक्रमाची सुरुवात ही धन्वंतरी पूजन आणि धन्वंतरी स्तवनाने होते. चार हातांमध्ये अनुक्रमे शंख, चक्र, जलौका आणि अमृत घट असे धारण केलेले, अत्यंत सुंदर रूप, स्वच्छ व मनोवेधक वस्त्रधारी, कमळाप्रमाणे नेत्र असलेले असे पारंपरिक रूप धन्वंतरी स्तवनाच्या श्लोकात वर्णन केले आहे.

शंख – हे शमनाचे प्रतीक आहे. शंख फुंकल्यावर निर्माण होणारा पवित्र ध्वनी देश, जल, वायू, काल यांचे प्रदूषण दूर करून साथीच्या रोगांना आळा घालतो.

चक्र – हे शस्त्राद्वारे (सर्जरी) रोग निवारणाचे प्रतीक आहे.

जलौका – म्हणजेच रक्त शोषण करणारी जळू. दोषांना शरीराबाहेर काढणाऱ्या पंचकर्म चिकित्सेचे हे प्रतीक आहे.

अमृतघट – या कलशात अमृत म्हणजेच सिद्ध औषधांचे सार आहे. हे आयुर्वेदातील रसायन चिकित्सेचे प्रतीक आहे.

अनुक्रमे आयुर्वेदातील शमन चिकित्सा, शल्य चिकित्सा, पंचकर्म चिकित्सा व रसायन चिकित्सा यांची प्रतीके असून ती आयुर्वेदाचे परिपूर्णत्त्व दाखवतात.

'भाव तसा देव' या उक्तीप्रमाणे नंतरच्या काळात धन्वंतरी स्वरूपात बदल होत गेले. काहींनी दोनच हात मानले, तर काहींनी हातातील साधनांमध्ये बदल केले. काहींनी जळूऐवजी ग्रंथ किंवा वनस्पती औषधे दाखवली आहेत.

वेरूळच्या लेण्यांतील धन्वंतरीच्या मूर्तीला दोन हात दाखवले असून एका हातात अमृत कलश, तर दुसरा हात आशीर्वाद देण्यासाठी उंचावलेला आहे. काही ठिकाणी मोगल शैलीप्रमाणे बसलेला धन्वंतरीही आढळतो. कोल्हापूरच्या महालक्ष्मी मंदिरात महालक्ष्मीच्या मागे प्रदक्षिणेच्या मार्गात धन्वंतरीची पाषाणमूर्ती असलेले छोटे मंदिर आहे.

धन्वंतरी याग – हा धन्वंतरी उपासनेचा एक धार्मिक विधी असून हा यज्ञ वैद्यक विद्येच्या उपासकांनी म्हणजेच वैद्य मंडळींनी करावयाचा असतो. यामुळे दृढ

आत्मविश्वास, यश व हातगुण प्राप्त होतो, असे वर्णन आहे. दक्षिण भारतात आजही या यागाची अनेक शतकांची पारंपरिक पद्धत आढळते. पुण्यातील टिळक आयुर्वेद महाविद्यालय येथे हा याग केला गेला होता.

◆◆◆

नमामि धन्वंतरिं आदिदेवं। सुरासुरैः वंदित पादपद्मम्॥
लोके जरारुङ्भयमृत्युनाशनम्। धातारमिशं विविधौषधीनाम्॥

अर्थ : देव आणि दानव यांच्याकडून ज्यांच्या पदकमलांना वंदन केले जाते, तिन्ही लोकांमधील रोग, वार्धक्य आणि मृत्यूचे भय ज्यांनी नष्ट केले आहे, विविध औषधींचे ज्ञान ज्यांनी जगाला दिले आहे, असे आदिदेव धन्वंतरी यांना मी नमन करत आहे.

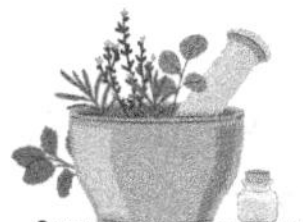

राष्ट्रीय आयुर्वेद दिवस

आपल्याच भूमीत जन्मलेले आणि वाढलेले आयुर्वेद हे वैद्यकशास्त्र काळाचा खूप मोठा प्रवास करून आज आपल्यापर्यंत आले आहे. समाजात ज्या सामाजिक आणि राजकीय उलथापालथी होत राहिल्या, त्याचा परिणाम आयुर्वेदावरही होत गेला. कधी चांगले दिवस, तर कधी उपेक्षेचा अंधार असे करत करत या वैद्यकाचा प्रवास चालूच राहिला. आजच्या काळात अनेक आयुर्वेद तज्ज्ञांनी आपले ज्ञान, अनुभव आणि कौशल्य यांच्या जोरावर आयुर्वेदाला समाजात स्थान मिळवून दिले आहे. आयुर्वेदाची समाजमान्यता हळूहळू वाढत आहे; पण याबरोबरच राजमान्यताही गरजेची होती. याचाच एक भाग म्हणून 'राष्ट्रीय आयुर्वेद दिवस' हा अखिल भारतीय पातळीवर सरकारतर्फे जाहीर केला गेला.

कार्तिक वद्य त्रयोदशी म्हणजेच 'धनत्रयोदशी', म्हणजेच 'धन्वंतरी जयंती'. भगवान धन्वंतरींना आयुर्वेदिक क्षेत्रातील लोक आयुर्वेदाचा उद्गाता आणि वैद्यक व्यावसायिकांचा देव असे मानत आले आहेत. आरोग्य आणि धनसंपत्ती देणारा देव अशी यांची प्रतिमा आहे. म्हणून २०१६ पासून भारतात धन्वंतरी जयंती हा दिवस 'राष्ट्रीय आयुर्वेद दिवस' म्हणून राष्ट्रीय पातळीवर साजरा केला जातो.

राष्ट्रीय आयुर्वेद दिवसाचा जो लोगो आहे, त्यात मधोमध श्री धन्वंतरीची छाया (सिल्हूट) दाखवली आहे. त्याच्याभोवतीच्या पाच पाकळ्या या पंचमहाभूतांचे प्रतिनिधित्व करतात. त्याखाली असलेले तीन गोल वात, पित्त व कफ हे तीन दोष दाखवतात. या सगळ्याला वेढून असलेले हिरव्या रंगाचे पान आयुर्वेदातील निसर्गाचे महत्त्व दर्शवते. त्रिदोष व पंचमहाभूतांच्या मौलिक सिद्धांतानुसार निसर्गाच्या माध्यमातून आरोग्य रक्षण असा या चिन्हाचा अर्थ आहे. भारत सरकारच्या आयुष मंत्रालयाच्या वतीने राष्ट्रीय पातळीवर या निमित्ताने अनेक कार्यक्रम, स्पर्धा आयोजित केल्या जातात. दरवर्षीच्या धन्वंतरी जयंतीची एखादी थीम असते. २०२१ मध्ये 'आयुर्वेद फॉर पोषण' ही थीम होती, तर 'हर घर हर दिन आयुर्वेद' हे घोषवाक्य २०२२ साठी दिले गेले होते.

२०२२ मध्ये, सहा आठवड्यांपर्यंत आयुर्वेद आणि आरोग्यविषयक कार्यक्रम सर्व आयुर्वेदिक सरकारी, निमसरकारी व खासगी संस्थांमध्ये साजरे केले गेले. आयुर्वेदाबद्दल सजगता वाढावी व आयुर्वेदाबद्दल योग्य ती माहिती घरोघरी मिळून त्याचा फायदा सर्वांना व्हावा, हा मुख्य उद्देश आहे. आयुर्वेदासंदर्भात काही विषय देऊन त्यावर तीन मिनिटांचा व्हिडिओ बनवण्याची एक स्पर्धा आयुष मंत्रालयातर्फे घेतली गेली. विजेत्यांसाठी २५ हजारांपासून ते ७५ हजार रुपयांपर्यंत घसघशीत पारितोषिकेही दिली गेली.

२०२३ची थीम होती - 'आयुर्वेद फॉर ऑल' आणि टॅगलाईन होती - आयुर्वेद फॉर एव्हरीवन फॉर एव्हरी डे.'

राष्ट्रीय पातळीवर हा दिवस साजरा करण्याचे आणखी काही उद्देश पुढीलप्रमाणे आहेत -

१. आयुर्वेद चिकित्सा पद्धती मुख्य प्रवाहात आणणे.

२. आयुर्वेदशास्त्राची बलस्थाने संपूर्णपणे उपयोगात आणणे.

३. आयुर्वेदाचे सिद्धांत व उपदेश यांचा उपयोग आजच्या काळातील वैद्यकीय आव्हाने हाताळण्यासाठी करून घेणे.

४. रोग झाल्यानंतर उपचार करण्यापेक्षा मुळात रोग होऊच नयेत, यासाठी प्रतिबंधक उपायांवर व आरोग्य रक्षणावर भर देणे.

५. वैश्विक पातळीवर आयुर्वेदाला मान्यता मिळवून देणे.

आयुष मंत्रालयाने सुरुवात तर चांगली केली आहे. याला आपण जेवढा जास्त प्रतिसाद देऊ, जेवढे जास्त आयुर्वेदाबद्दल जाणून घेऊ, तेवढी आपल्या आरोग्यसंपत्तीमध्ये वाढ होत राहील.

❖❖❖

हेतुलिंगौषधज्ञानं स्वस्थातुरपरायणम्।
त्रिसूत्रं शाश्वतं पुण्यं बुबुधे यं पितामहः॥ (च.सू. १/२४)

अर्थ : निरोगी असणे आणि रोगी होणे या दोन्हींची कारणे, लक्षणे आणि उपचार आयुर्वेदशास्त्रात सांगितले आहेत. या तीन गोष्टींच्या विवेचनामुळे याला त्रिसूत्र म्हटले गेले. हजारो वर्षांपूर्वी सिद्ध करून लिहून ठेवलेले सिद्धांत काळाच्या कसोटीवर आजही खरे उतरतात, म्हणून त्यांना 'शाश्वत' असे म्हटले आहे. आरोग्य आणि जीवनदानाचे काम करतो, म्हणून पुण्य हा शब्द आयुर्वेदासाठी वापरला आहे. पितामह शब्द ब्रह्मासाठी आहे. ब्रह्माकडून आयुर्वेदाचे ज्ञान पृथ्वीवर आले असे मानले जाते.

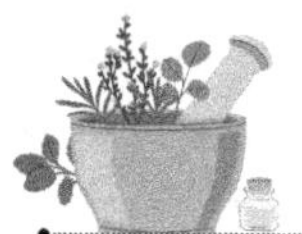

मतामतांच्या कोलाहलात

आपल्या जगण्याशी थेट संबंध असलेले आणि आपल्याला वारसाहक्काने मिळालेले वैद्यकशास्त्र म्हणजे आयुर्वेद.

सुमारे चार हजार वर्षांपिक्षाही अधिक प्रवास असल्याने हे शास्त्र एक जीवनपद्धती म्हणून भारतीय जनमानसांत चांगलेच रुजलेले आहे. इतके की, 'अतिपरिचयात् अवज्ञा' या न्यायाने आयुर्वेदाबाबत प्रत्येकाचे एक वेगळे मत असल्याचे दिसते. ठामपणे त्याचे प्रदर्शनही होताना आढळते. यांपैकी काही समज आहेत, तर काही गैरसमज. अशाच काही गैरसमजांचा आढावा घेण्याचा हा प्रयत्न.

१. एक लोकप्रिय गैरसमज असा की, आयुर्वेदाने रोग बरे होण्यास वेळ लागतो. काही जुनाट रोग उदाहरणार्थ, संधिवात, अम्लपित्त इत्यादी. यांची पाळेमुळे शरीरात खूप खोलवर गेलेली असतात, अशा रोगांवर तात्पुरते वेदनशामक औषध देण्याबरोबरच रोग समूळ नष्ट करण्यावर आयुर्वेदाचा जास्त भर असतो. त्यामुळे असे रोग बरे होण्यास वेळ लागतोच; परंतु तसा तो कुठल्याही वैद्यकीय शास्त्रानुसारही लागतोच. आतापर्यंतचा अनुभव असा की, सहसा रोगी सुरुवातीला इतर पॅथींची औषधे घेतो आणि सर्व प्रयोग करून झाल्यावर मग आजार जास्त बळावला किंवा उपद्रव निर्माण झाले, की मगच आयुर्वेदाकडे वळतो. त्यामुळे गुण लवकर येत नाही. याउलट रोगी सुरुवातीलाच आयुर्वेदाकडे आला व अचूक रोगनिदान करून योग्य ते उपचार दिले गेले, तर आयुर्वेदानेही लगेच गुण येऊ शकतो.

२. आयुर्वेदिक औषधांना एक्सपायरी डेट नसते, हा आणखी एक गोड गैरसमज. आयुर्वेदिक औषधे विशेषतः चूर्णे, तैले, घृते, अवलेह यांना विशिष्ट मुदत असते आणि त्यापूर्वी त्यांचा वापर केला नाही, तर ती औषधे खराब होतात. मात्र आसव, अरिष्टे, रसकल्प, भस्मे यांना मात्र अशी मुदत नसते.

३. आयुर्वेदिक औषधांना साइड इफेक्ट्स नसतात, असेही बऱ्याचजणांना वाटते. दुष्परिणाम जरूर असतात, पण औषध बनवतानाच त्यांचा विचार करून तसे बदल करत असल्याने त्यांचे प्रमाण कमी असते. काही भस्मे, रसौषधी यांच्या दीर्घकालीन उपयोगांचे दुष्परिणाम आहेतच. कुठलेही औषध तज्ज्ञांच्याच सल्ल्याने घ्यावे. कोविड काळात आयुष मंत्रालयाने आयुष काढा घेण्याचे सुचवले होते ; परंतु तो किती घ्यायचा आणि कधी थांबवायचा हेही सांगितले होते. तिकडे लक्ष न देता ज्यांनी तो मन मानेल तसा घेतला, त्यांना त्याचे दुष्परिणाम भोगावे लागलेच.

४. आयुर्वेदाची प्रॅक्टिस कुणीही करू शकतो, असेही हल्ली काहींना वाटू लागले आहे ; पण केवळ पुस्तके वाचून, पत्राद्वारे अगदी कमी मुदतीचे कोर्स करून, वंशपरंपरागत किंवा डॉक्टरांच्या हाताखाली कंपाउंडरकी करून कुणीही आयुर्वेदिक औषधे देऊ शकतो, हा पूर्णपणे चुकीचा समज आहे. अशांना बोगस डॉक्टर म्हणतात. आयुर्वेदिक प्रॅक्टिस करण्यासाठी संपूर्ण भारतात बीएएमएस हा एकच पायाभूत कोर्स आहे. त्यानंतर पदव्युत्तर पदवी, पदविका असे वेगवेगळे कोर्स आहेत.

५. तथाकथित आयुर्वेदिक सौंदर्यप्रसाधनांच्या जाहिराती पाहून काहींना वाटते, की जडीबुटी किंवा हर्बल म्हणजे आयुर्वेद ; पण आयुर्वेदाला इतके हलक्यात घेऊ नये. आयुर्वेद म्हणजे केवल जडीबुटी नसून ते एक परिपूर्ण असे वैद्यकशास्त्र आहे. ज्यात माणसाच्या निरोगीपणाबद्दल व त्याच्या रोगांबद्दल माहिती आहे. शरीरशास्त्र, रोगनिदान, चिकित्सा, औषधशास्त्र, स्वस्थवृत्त, विषविज्ञान, स्त्रीरोग-प्रसूतितंत्र, शल्यतंत्र, नेत्र, कर्ण इत्यादींचा विभाग असे विविध विभाग सविस्तरपणे सांगितलेले आहेत. या शास्त्राचे स्वतःचे असे अनेक ग्रंथ आहेत. स्वतःचे असे विशिष्ट सिद्धांत आहेत. या सिद्धांतांचा आधार घेऊन केलेले उपचार म्हणजे 'आयुर्वेदिक चिकित्सा'. केवळ जडीबुटींचे औषध म्हणजे आयुर्वेद नव्हे.

६. आयुर्वेदिक औषधे खूपच स्वस्त असतात आणि आयुर्वेदिक औषधे खूपच महाग असतात. असे एकमेकांच्या अगदी विरुध्द दोन्ही समज थोडेसे खरे आणि थोडेसे खोटेही आहेत. काही साधी, सोपी वनस्पतीजन्य औषधे स्वस्त असतातही. उदाहरणार्थ, त्रिफलाचूर्ण, लघुसूतशेखरवटी इत्यादी ; परंतु धातूंची भस्मे असलेली, प्रदीर्घ निर्माणप्रक्रिया असणारी औषधे महाग असतात. उदाहरणार्थ, सुवर्णभस्म असलेली औषधे सुवर्णसूतशेखर मात्रा, बृहत्वातचिंतामणी, हेमगर्भ मात्रा इत्यादी.

आंतरराष्ट्रीय बाजारपेठेत सध्या कित्येक वनौषधींची मागणी वाढत असल्याने त्यांचे भाव गगनाला भिडलेले आहेत. उदाहरणार्थ, मुसली, सर्पगंधा, अश्वगंधा, वंशलोचन, नागकेशर इत्यादी. त्यामुळे अशा वनस्पती असलेली औषधे ही नेहमी महाग असतात. एकच औषध वेगवेगळ्या कंपन्या आपल्या वेगवेगळ्या दर्जानुसार

बनवत असल्याने त्यांच्या किमतीतही फरक पडतो.

७. हे जुने शास्त्र असल्याने नवीन व्याधींवर उपयोग नाही, हा पण गैरसमजच आहे. रोगांची नावे आजच्या काळात नवीन वाटत असली, तरीही लक्षणांवरून शरीरात झालेल्या बिघाडाचा अंदाज घ्यावा व त्यानुसार उपाययोजना करावी ही आयुर्वेदिक चिकित्सेची पद्धत आहे. यासाठी रोगाचे नाव माहीत नसेल किंवा ग्रंथात वर्णन केलेले नसेल, तरी काही बिघडत नाही.

८. आयुर्वेदाने सगळेच रोग बरे होतात, हा आणखी एक भावडा गैरसमज. प्रत्येक वैद्यकशास्त्राप्रमाणे आयुर्वेदालाही स्वतःच्या मर्यादा आहेत. साध्यासाध्यत्व या प्रकरणात हे स्पष्ट केले आहे. 'न वैद्योप्रभुरायुषः।' या श्लोकातूनही वैद्याच्या व वैद्यकशास्त्राच्या मर्यादा स्पष्ट केल्या आहेत.

९. आयुर्वेद चिकित्सक पथ्य-पाणी खूप सांगतात, म्हणूनही त्यांच्याकडे जायचे टाळणारे रुग्ण आहेत; पण असे आहे की त्यांना माहीत आहे म्हणून ते सांगू शकतात. आयुर्वेद तज्ज्ञांना कशामुळे रोग वाढणार आहे आणि कशामुळे कमी होणार आहे, याचे ज्ञान इतरांपेक्षा अधिक असते आणि म्हणूनच ते पथ्य-अपथ्याचा सल्ला देऊ शकतात. रुग्णांनी जर ते ऐकले, तर त्याचा फायदा रुग्णालाच होतो. तरीही प्रत्येक रोगासाठी खूप जास्त कठीण आणि कडक पथ्य आवश्यक असतेच असे नाही. प्रमेह, हृदयरोग, काही चिकट त्वचारोग अशा रुग्णांमध्ये काही गोष्टी टाळणे हे सर्वच वैद्यकशास्त्रे सांगत असतात.

१०. आयुर्वेदात प्रभावी वेदनाशामक औषधे नाहीत, असे म्हटले जाते. सर्व प्रकारच्या वेदनांसाठी एकच असे प्रभावी वेदनाशामक आयुर्वेदात सध्या उपलब्ध नाही हे खरे आहे; परंतु वेदनेचा प्रकार लक्षात घेऊन उपाययोजना केल्यास तत्काळ लाभ मिळतो. शिवाय वेदनेच्या मुळाशी जात असल्याने काही वेळानंतर पुन्हा पुन्हा होणारा त्रास टळू शकतो.

उदाहरणार्थ, पित्तामुळे दुखणाऱ्या डोक्यासाठी सूतशेखर, लघुसूतशेखर, कामदुहा; सांधेदुखीच्या काही प्रकारांवर त्रिफला गुग्गुल; अपचनामुळे दुखणाऱ्या पोटावर आमपाचक वटी तसेच अग्निकर्म, जलौका, विद्धचिकित्सा यांसारखे उपचार लगेच परिणाम देतातच; पण मूळ कारणाचा नाश झाल्यामुळे रोगाच्याही मुळाशी जातात.

आघात, ऑपरेशन इत्यादींमुळे होणाऱ्या वेदनांसाठी आज तरी आयुर्वेदात सर्वांसाठी एक असे वेदनाशामक उपलब्ध नाही. पंचकोल वटीसारख्या ग्रंथोक्त वेदनाशामकांवर संशोधन चालू आहे.

११. आयुर्वेदामध्ये संमोहन किंवा भुलीची औषधे नाहीत. आजच्या काळात

हा समज अगदी खरा आहे; परंतु अनेक आयुर्वेदीय ग्रंथांतून अनेक मोठमोठ्या शस्त्रक्रियांचे उल्लेख आहेत. उदाहरणार्थ, युध्दात तुटलेल्या पायासाठी कृत्रिम पाय बसवणे, आंत्रवृद्धी (हर्निया), पोटावर छेद घेऊन गर्भ बाहेर काढणे (सीझर), मोतीबिंदूचे ऑपरेशन इत्यादी. यासाठी भूल देण्याची गरज नक्कीच पडली असणार. काळाच्या ओघात आजतरी हे संदर्भ गडप झालेले आहेत. याबाबतीत अधिक संशोधनाची गरज आहे.

१२. आयुर्वेदात ऑपरेशन्स नाहीत. हा निखालस चुकीचा आणि जाणीवपूर्वक पसरवलेला गैरसमज आहे. अष्टांग आयुर्वेद म्हणजे शिकण्याच्या सोयीसाठी आयुर्वेदशास्त्राचे जे आठ भाग पाडलेले आहेत, त्यात 'शल्यतंत्र' हा एक मुख्य भाग आहे. यात प्रामुख्याने ऑपरेशन्सचीच माहिती व अभ्यास आहे. आयुर्वेदशास्त्र ऐन भरात असताना ज्या अनेक शाखा-उपशाखा पडल्या, त्यात धन्वंतरी संप्रदाय ही एक प्रमुख शाखा होती व आजही आहे. केवळ औषधे देऊन जे रोग बरे होत नाहीत, त्यासाठी शस्त्रक्रियेची गरज पडते. त्याचा अभ्यास या शाखेत केला जातो. आयुर्वेदातील तीन प्रमुख पायाभूत ग्रंथांपैकी 'सुश्रुतसंहिता' शल्यतंत्रप्रधान आहे. एवढेच नाही, तर

या सुश्रुताचार्यांना 'आधुनिक शल्यतंत्राचे जनक' असे म्हणतात. आज प्रचलित असलेल्या प्लास्टिक सर्जरी, मोतीबिंदूचे ऑपरेशन, फाटलेला कान शिवणे, मूढगर्भावरील (माल्प्रेझेंटेशन) शस्त्रक्रिया इत्यादी अनेक शस्त्रक्रियांमधील तांत्रिक बाबींची मुळे सुश्रुताने लिहून ठेवलेल्या पद्धतींमध्ये सापडतात.

याशिवाय शस्त्रकर्माचे पायाभूत सिद्धांत सुश्रुतात सापडतात, जसे शस्त्रकर्मापूर्वी यंत्र-शस्त्रांची शुद्धता किंवा छेद कसा घ्यावा, शुद्ध व्रण कसा, छेद कसा शिवावा, टाके घालण्याचे प्रकार इत्यादी यात आजही काही फरक पडलेला दिसत नाही. आधुनिक शल्यतंत्राची जी पुस्तके आहेत, त्यातील एक महत्त्वाचे टेक्स्ट बुक म्हणावे असे पुस्तक म्हणजे 'बेली अँड लव्ह' या लेखकांनी लिहिलेल्या 'शॉर्ट प्रॅक्टिस ऑफ सर्जरी' या पुस्तकाच्या पहिल्या पानावर 'अ पायोनिअर ऑफ मॉडर्न सर्जरी' असे सुश्रुताचार्यांचे वर्णन केलेले आहे. तरीही काही अवैद्यकीय कारणांमुळे केंद्रीय पातळीवरील वैद्यकीय संघटना अशा गैरसमजांना अधूनमधून मुद्दाम हवा देत असतात. अगदी न्यायालयापर्यंत हे वाद जातात. प्रत्यक्षात अनेक ठिकाणी अगदी तालुका पातळीवरसुद्धा आयुर्वेदामध्ये पदवी घेतलेले अनेक शल्यचिकित्सक उत्तम पद्धतीने शस्त्रक्रिया करून रुग्णांना निरोगी बनवत आहेत व लोकाश्रय मिळवत आहेत.

१३. आयुर्वेदात इंजेक्शन्स नाहीत, म्हणून आयुर्वेद जुनाट! असाही तिरपागडा तर्क काहीजण करतात. इंजेक्शन हा औषध शरीरात घालण्याचा एक मार्ग आहे. त्याचा

शास्त्रीय सिद्धांतांशी विशेष संबंध नाही. औषधाने आणखी जलदगतीने काम करावे यासाठी आयुर्वेदिक औषधांचीसुद्धा इंजेक्शन्स कालपर्यंत बाजारात उपलब्ध होती. (सिद्धीफार्माची इंजेक्शन अशोक, इंजेक्शन रजःशुद्धी, इंजेक्शन बिल्व, अश्वगंधा, गोक्षुर इत्यादी.) सरकारकडून प्राथमिक आरोग्यकेंद्रांनाही यांचा पुरवठा होत होता. त्याचे अतिशय उत्तम परिणाम मिळत असल्याने आयुर्वेदाशिवाय इतरही वैद्यवर्ग ती वापरत होता; परंतु काही अनाकलनीय कारणांमुळे एका शासकीय परिपत्रकाद्वारे या इंजेक्शन्सवर आज बंदी आलेली आहे.

१४. आयुर्वेदातील धातूंच्या भस्मांचे विषारी परिणाम होतात, असा आरडाओरडा अधूनमधून करण्याची पद्धत आधुनिक वैद्यांमध्ये आहे. कुठलाही धातू अशुद्ध स्वरूपात शरीरात गेला, तर त्याचे दुष्परिणाम निश्चितपणे होतातच. आयुर्वेदातील धातूंची भस्मे बनवण्याची कल्पना अशी आहे की, बनवण्याच्या प्रत्येक पायरीगणिक त्यातील अशुद्धी कमी होत जाते आणि अंतिम परिणाम एक निर्दोष औषध बनण्यात होतो. ग्रंथात सांगितलेल्या पद्धतीप्रमाणे अचूकपणे भस्म बनवणे व या भस्माच्या काटेकोर परीक्षा घेणे या दोन गोष्टींकडे लक्ष पुरवले गेले, तर बाजारात आलेली भस्मे निश्चितपणे निर्धोक असतात.

उदाहरणार्थ, सुवर्णभस्म, अभ्रकभस्म, त्रिवंगभस्म, ताम्रभस्म ही भस्मे अगदी कमी प्रमाणात लवकरात लवकर आश्चर्यकारक गुण दाखवतात; परंतु त्यासाठी ती चांगल्या प्रमाणित व नामांकित कंपनीने बनवलेली आहेत ना, याची खात्री करून घ्यावी. आधुनिक रसायनशास्त्राच्या पुस्तकात दिलेले धातूंचे शरीरात होणारे परिणाम आणि याच धातूंच्या आयुर्वेदिक भस्मांचे परिणाम यात जमीन-अस्मानाचा फरक आहे.

१५. आयुर्वेदात नवीन संशोधन झालेले नाही अथवा संशोधनाची गरज नाही, हाही एक गैरसमजच.

इतर वैद्यकशास्त्रांप्रमाणेच आयुर्वेदशास्त्रही निरीक्षण, अनुभव, पुन्हापुन्हा पडताळे, संशोधन व शेवटी निष्कर्ष याच सर्व टप्प्यांतून गेले आहे. निष्कर्षांचे शेवटचे रूप म्हणजे सिद्धांत. तज्ज्ञांच्या परिषदेत हे सिद्धांत मांडून त्यांची मान्यता घेतली जाई. चरकानंतर सुश्रुत, त्यानंतर वाग्भट आणि पुढचे सर्व ग्रंथकार यांचे प्रत्येकाचे ग्रंथ वेगळे दिसतात ते यामुळेच. प्रत्येक ग्रंथकार हा स्वतः एक शास्त्रज्ञ होता. प्रत्येकाने स्वतःची निरीक्षणे नोंदवलेली आहेत. ग्रंथ वाचताना हे सहज समजते. यानंतर अर्वाचीन काळापर्यंत कमी-अधिक प्रमाणात आयुर्वेदात संशोधने होत राहिली. मात्र मुस्लीम आक्रमकांच्या व ब्रिटिशांच्या काळात या संशोधनामध्ये खंड पडला.

स्वातंत्र्यानंतर देशभरात सरकारी व खासगी पातळ्यांवरही अनेक विद्यापीठे,

संस्था यांनी पदवी, पदव्युत्तर पदवी, पीएचडी अशा अनेक पातळ्यांवर संशोधनाला चालना दिली. औषधी कंपन्यांकडेही स्वतःची संशोधन केंद्रे असतात. सरकारनेही अनेक ठिकाणी आयुर्वेद संशोधन केंद्रे चालवली आहेत. आज तर भारताबाहेरही सर्वत्र आयुर्वेदाबद्दल मोठ्या उत्सुकतेने संशोधन चालू आहे.

◆◆◆

विकारनामाकुशलो न जिह्रीयात कदाचन।
न हि सर्व विकारानाम् नामतोऽस्ति ध्रुवा स्थितिः॥ - (अ.ह्र.सू.१२/ ६४)

अर्थ : रुग्णाच्या लक्षणांना एखाद्या व्याधीचे नाव देणे जमले नाही, तरी त्यात लाज वाटण्यासारखे काहीच नाही. सर्वच विकारांना निश्चित नाव असते, असे नाही.
(रुग्ण सांगत असलेली लक्षणे आणि तपासणीनंतर जमा झालेली माहिती यांवरून कुशल वैद्य हा त्या विकृतीची कारणे शोधून नेमकी चिकित्सा करू शकतो.)

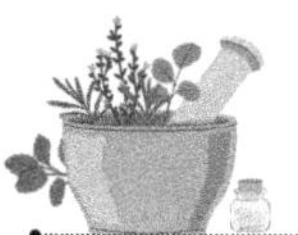

गोल छिद्रात चौकोनी खुंटी

'ल्यूकोरियासाठी तुमच्या आयुर्वेदात काय आहे हो?'

अशाप्रकारचे अनेक प्रश्न ॲलोपॅथिक प्रॅक्टिस करणाऱ्यांकडून ऐकले, की मला आजकाल हसूच येते. गोल छिद्रात चौकोनी खुंटी ठोकायचाच हा प्रकार म्हणावा लागेल. हल्ली मीही अशा लोकांना विचारते की, 'पित्तावृत प्राण यासाठी ॲलोपॅथीमध्ये काय आहे हो?'

अशावेळी समोरचा गोंधळून जातो.

"हे, हे असले काही नसते मॉडर्न सायन्समध्ये."

"हो का? पण ल्यूकोरिया हा शब्दच आयुर्वेदाच्या कुठल्याही पुस्तकात नाहीये. त्याचे काय करावे?"

तेव्हा कुठे समोरच्याच्या चेहऱ्यावर उजाडते. मुद्दा समजलेला असतो. आयुर्वेद हे एक स्वतंत्र विचारधारा असलेले वैद्यकशास्त्र आहे. त्यातले उपचार समजून घ्यायचे, तर त्याच्याच भाषेत बोलायला हवे ना? लक्षणे आणि औषधे, जोड्या जुळवा, असे नसते. याच काय, पण कुठल्याच वैद्यकशास्त्रात नसते.

ॲसिडिटी म्हणजे अम्लपित्त, अस्थमा म्हणजे श्वास, आर्थ्रायटिस म्हणजे संधिवात अशा जोड्या लावायच्या नसतात. खोलात गेलो, तर अनवस्था प्रसंग येतो. वैद्याला फक्त आपली लक्षणे सांगावीत आणि पुढचे सगळे त्याच्यावर सोपवून द्यावे. ॲलोपॅथी समजण्यासाठी जसे थोडेफार तरी इंग्रजी आले पाहिजे, तसे आयुर्वेद समजण्यासाठी संस्कृतचे ज्ञान राहू दे, पण थोडे ममत्व तरी पाहिजे. नाहीतर मग आहेतच औषध कंपन्यांचे प्रतिनिधी. ते सांगतील ती इंग्लिश नावे असलेली आयुर्वेदिक औषधे लिहा आणि जोड्या जुळवा. चालू द्या.

'आरोग्यवर्धिनी वटी' असे जर देवनागरी लिपीत केसपेपरवर लिहिले, तर 'हे कुठले जुनेपुराणे?' असे काहीतरी वाचणाऱ्याच्या चेहऱ्यावर येते. तेच जर

'टॅब लिव्ह ५२' असे लफ्फेदार रनिंग इंग्रजीतून लिहिले, तर 'वाह भारी!' असा चेहरा होतो. घटक तेच, कामही तेच, उलट आरोग्यवर्धिनी जास्त उत्तम काम करते. पण आपली गुलामी मानसिकता इथेपण आड येते. आपले पारंपरिक ते सगळे जुनाट आणि जे इंग्लिशमधून आहे, ते सगळे भारी! कधी जाणार डोक्यातला हा कचरा?

◆◆◆

'एकं शास्त्रं अधीयानं न विद्यात् शास्त्रदर्शनं।
तस्मात् बहुश्रुतं शास्त्रं विजानीयात् चिकित्सक:॥'

अर्थ : एकाच शास्त्राचा एकांगी अभ्यास केला, तर त्या शास्त्राचे संपूर्ण ज्ञान होत नाही. म्हणून वैद्यकशास्त्राशी संबंधित अशा इतरही शास्त्रांचे ज्ञान चिकित्सकाने मिळवले पाहिजे.

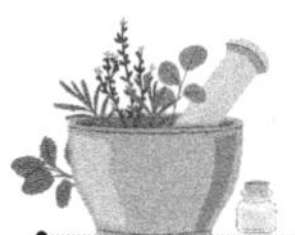

आयुर्वेद शाळेत जायला हवा

आज जी मंडळी पन्नाशीच्या पुढे आहेत, त्यांनी शाळेत असताना आपण कसे होतो ते आठवावे. अभ्यासाचा आणि शाळेत डांबून बसविले जाण्याचा वेळ सोडला; तर गावभर हुंदडत राहणे, दंगामस्ती करणे आणि विटीदांडू, लगोऱ्या, पकडापकडी, लंगडी असे शरीर दमवणारे खेळ खेळणे. भूक लागली की घराकडे पळणे आणि जे असेल ते सर्वांनी मिळून आनंदाने खाणे. शाळेत असतानादेखील घरचा डबा खाणे, सण, उत्सव, परंपरा उत्साहात साजरे करणे, असेच चित्र बहुतेकांच्या डोळ्यांसमोर येईल.

आता आपले तेव्हाचे आरोग्य आठवा आणि आत्ताच्या शाळकरी मुलांची अवस्था यांची तुलना करा. चित्र नक्कीच समाधानकारक नाही. स्थूलपणाचे आणि कुपोषित असण्याचेसुद्धा वाढलेले प्रमाण, चष्मा लागण्याचे घसरत जाणारे वय, मानसिक अस्थिरता असण्याचे वाढलेले प्रमाण आणि अगदी मासिक पाळी सुरू होण्याचे खालावत चाललेले वय अशा अनेक गोष्टी लहान वयापासून‌च हल्ली साथ देऊ लागल्या आहेत. वयाच्या साठीनंतर थकत जाणाऱ्या शरीराला जे आजार होतात, ते हळूहळू जवळजवळ येत तिशी-चाळीशीतच गाठू लागले आहेत. याला अनेक मुद्दे कारणीभूत आहेत.

त्यातला एक सर्वांत महत्त्वाचा मुद्दा म्हणजे आयुर्वेद हा अजून शाळेपर्यंत पोचलेला नाही. जाहिरातींना बळी पडणारे पालक हाही एक महत्त्वाचा मुद्दा आहे आणि मुले जर आयुर्वेद-साक्षर झाली, तर ती आपल्या पालकांना साक्षर करू शकतील असा उलटा प्रवाह आता प्रत्यक्षात आणावाच लागेल. कोऱ्या पाटीवर अक्षरे चांगली आणि पक्की उमटतात असे म्हटले जाते. त्याचा सकारात्मक फायदा घेण्यासाठी आयुर्वेद शाळांपर्यंत पोचायला हवा. निरोगी शरीर हाच मुलांच्या पुढच्या आयुष्याचा आणि प्रगतीचा पाया आहे. म्हणून लहान वयापासूनच त्यांना आरोग्याच्या या शास्त्राची ओळख व्हायला हवी. आपणच ती करून द्यायला हवी. शाळेच्या अभ्यासक्रमात

मुलांच्या वयानुसार त्यांना झेपेल एवढा आयुर्वेद दरवर्षी समाविष्ट व्हायला हवा.

आपल्याला वारसाहक्काने मिळालेले आणि शरीराचा निरोगीपणा राखणे हे सर्वप्रथम ध्येय असणारे असे हे वैद्यकशास्त्र आहे. रोग आणि ते बरे करणे हा मुद्दा यानंतर येतो.

प्रोटीन्स, व्हिटॅमिन्स, बॅक्टेरिया, व्हॅक्सिनेशन, मसल्स, बोन्स यांसारखे शब्द प्राथमिक आणि माध्यमिक शाळेपासून कानांवर पडलेले असतात. त्यांच्याबाबतीत थोड्याफार कल्पनासुद्धा स्पष्ट झालेल्या असतात.

तशाच वात-पित्त-कफ या संकल्पनासुद्धा लहान वयापासूनच स्पष्ट व्हायला हव्यात. प्रत्यक्ष प्रयोगाने त्या शिक्षकांनी मुलांना समजावून द्यायला हव्यात किंवा यासाठी वेगळ्या आयुर्वेद शिक्षकाची नेमणूक करायला हवी. म्हणजे शरीर चालवणारे नेमके कोण, हे त्यांना समजेल आणि नंतर याच शब्दांची टवाळी करायला बुद्धी धजणार नाही.

प्रकृती म्हणजे नेमके काय, ती कशी ओळखायची आणि रोजच्या व्यवहारात हे ज्ञान कसे वापरायचे याबद्दल अगदी प्राथमिक स्वरूपाची माहिती मुलांना असली, तर पुढच्या आयुष्यावर त्याचा खूप चांगला प्रभाव पडणार आहे.

आहार, व्यायाम आणि जगण्याला आवश्यक अशा सगळ्याच गोष्टी या प्रत्येक व्यक्तिगणिक बदलतात. 'सब घोडे बारा टक्के' असे म्हणून दिवसाला तीन लीटर पाणी किंवा दिवसाला चार हजार पावले असा खुळेपणा रुजायच्या आधीच उपटून टाकता येईल. समोरच्याच्या वागण्याची कारणे हळूहळू समजत जातील. पुढच्या वयात जोडीदाराबद्दल विनाकारण होणारे अनेक गैरसमज आणि भांडणेही या प्रकृतीची संकल्पना बालवयातच लक्षात आल्याने मुले टाळू शकणार आहेत.

'ज्ञानेंद्रिये' आणि 'कर्मेंद्रिये' ही संकल्पना समजल्यानंतर त्यांचे अति लाड टाळणे आणि त्यांना अति त्रासही न देणे हे का करायचे? हे कळेल. यानंतर अनेक चुकीच्या सवयी कधी सुटल्या, हे कळणारही नाही.

प्रज्ञापराध शब्दाचा अर्थ समजल्यानंतर ही गोष्ट टाळणे त्यांना सोपे जाणार आहे. नेटवर आपण काय पाहावे आणि काय नाही याबाबत असलेला अबोधपणा हळूहळू कमी होत जाणार आहे. काही टक्के तरी मुले स्वतःहून नको त्या गोष्टी, नको त्या वयात पाहण्याचे व करण्याचे टाळू शकणार आहेत. तेल आणि तूप हे आपले शत्रू नाहीत हे समजल्यानंतर ते आहारातून टाळणे आणि पुढे जाऊन सांधेदुखी आणि त्यासारख्या साठीनंतर होणाऱ्या रोगांना तिशी आणि चाळिशीतच सामोरे जाणे हेसुद्धा टाळू शकेल.

'घी' असे नाव असलेली बाजारातली प्रत्येक वस्तू ही शुद्ध तुपाचे फायदे देत

नसते, हेसुद्धा समजेल. तसेच 'हर्बल' या नावाबरोबर विकली जाणारी आणि पॅकिंगवर वनस्पतींची चित्रे असणारी प्रत्येक गोष्ट आयुर्वेदिक नसते, हेसुद्धा या नाकळत्या वयात पक्के समजल्याने अशी फसवणूक होण्याआधीच टळू शकेल.

आयुर्वेदात अनेक रूपककथा आहेत. अशा गोष्टींच्या माध्यमातूनसुद्धा आयुर्वेदाला शाळेत प्रवेश देता येईल. अगदी साध्या साध्या किरकोळ तक्रारींवर घरगुती उपाय प्राथमिक, माध्यमिक शाळेच्या वयापासूनच त्या त्या वयाला समजतील, अशा बेताने अभ्यासक्रमात शिकवायला हव्यात. उदाहरणार्थ, आले अणि मीठ खाणे (लवणार्द्रक योग), पाणी किती प्यावे, कधी प्यावे, भाताची पेज, ताक, गोड-तिखट सगळ्या चवी, अशा रोजच्या व्यवहारातील साध्या सोप्या गोष्टींवर आयुर्वेदाचा दृष्टीकोन लहानपणापासूनच प्रत्यक्ष प्रयोगांमधून त्यांच्या मनावर ठसायला हवा.

आपल्या भूमीवर जन्माला आलेल्या आणि विकसित झालेल्या आयुर्वेद या शास्त्राच्या इतिहासाबद्दल आणि आत्तापर्यंतच्या त्याच्या प्रवासाबद्दल अगदी प्राथमिक स्वरूपाची माहिती तर मुलांना असायलाच हवी. चरक, सुश्रुत, वाग्भट अशी नावे लहानपणापासूनच कानांवर पडायला हवीत आणि आयुर्वेद या वैद्यकशास्त्राची शास्त्रीयता ही त्यांच्या डोक्यात लहानपणापासूनच भिनायला हवी.

ऋतुचर्या, दिनचर्या, परिचर्या अशा गोष्टींमधला शास्त्रीय भाग समजला, की आपले सण, रूढी, उत्सव, यांच्यामधली शास्त्रीयताही लहान वयातच कोणीही न सांगता त्यांना आपोआप कळू लागेल. घराघरांतून पाळले जाणारे आणि परंपरेने चालत आलेले खाण्या-वागण्याचे काही नियम, ते तसे का? हे समजल्यामुळे स्वतःहून आणि आनंदाने पाळले जातील. अर्थातच या सवयींचा परतावा पुढे दीर्घकाळापर्यंत मिळत राहील.

आपल्या परंपरा, सण, उत्सव यांची टवाळी आणि नकारात्मक प्रसार आयुर्वेदाची ओळख झालेली ही मुले करूच शकणार नाहीत. उलट असे जे करतील, त्यांना यातील शास्त्रीयता समजावून देण्याची क्षमता अशा मुलांकडे असेल. फक्त स्टाईल किंवा फॅशन म्हणून वाढदिवसांसारख्या दिवशी पोटात ढकलला जाणारा जंकफूड आणि कोल्ड्रिंक्स नावाचा कचरा स्वीकारून ही आयुर्वेद-साक्षर मुले आपल्या पोटाची आणि देहाची कचराकुंडी होऊ देणार नाहीत. फॅशनेबल आणि जाहिरातींमुळे मोठे झालेले रंगीबेरंगी जंक (म्हणजे कचरा) फूड आणि शरीराचे पोषण करणारे सकस अन्न यांच्यातला नेमका फरक कळल्यानंतर आधुनिकपणाच्या नावाखाली होणारी शरीराची नासाडी ही मुले टाळू शकतील आणि पालकांचेही डोळे उघडू शकतील.

आपले पारंपरिक ज्ञान स्वतःचे म्हणून सांगण्याचा जो धंदा सुरू झाला आहे, अशी चोरी या आधुनिक हुशार मुलांना फार चटकन पकडता येईल. शरीराने आणि

मनाने एक सक्षम, समर्थ, सुदृढ, सामर्थ्यवान भारताची नवी पिढी निर्माण व्हायला हे लहानसे एक पाऊल खूप मदत करू शकेल. न जाणो, यातूनच पुढे देशाला आणि जगाला अभिमान वाटेल असे उत्तमोत्तम धन्वंतरी निर्माण होतील.

भावाभ्यसनमभ्यासः शीलनं सततक्रिया। *(चरक)*

अर्थ : एखादी गोष्ट काय आहे, ते जाणून घेणे. त्यावर पुन्हा पुन्हा आणखी जाणत राहणे आणि ही क्रिया सातत्याने चालू ठेवणे यालाच 'अभ्यास' असे म्हणतात.

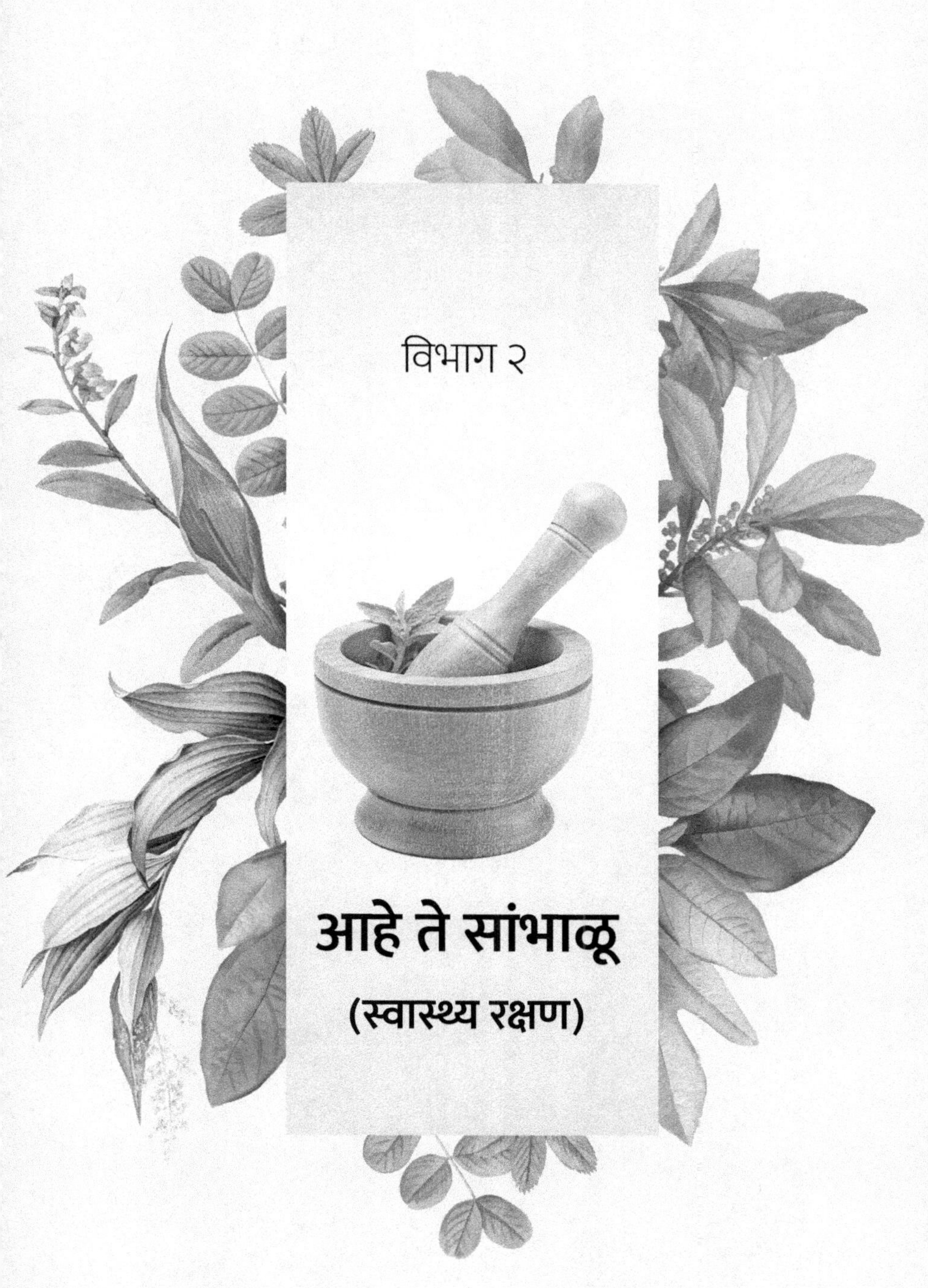

विभाग २

आहे ते सांभाळू
(स्वास्थ्य रक्षण)

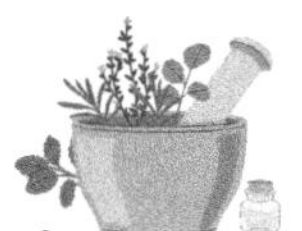

आरोग्य म्हणजे काय?

जागतिक आरोग्य संघटनेने ७ एप्रिल रोजी 'जागतिक आरोग्य दिवस' घोषित केला. १९५० पासून हा दिवस जागतिक पातळीवर दरवर्षी साजरा होत असतो. आपल्या स्वतःच्या आरोग्याची जाणीव प्रत्येकामध्ये वाढावी, हा हेतू त्यामागे आहे.

निरोगी असावे असे सर्वांनाच वाटते; पण निरोगीपणा म्हणजे काय? याबाबत मात्र अगदी सामान्य माणसापासून ते तज्ज्ञांपर्यंत बरेच मतभेद दिसतात. 'निरोगी' आणि 'आरोग्य' या शब्दांमध्ये 'रोग' हाही शब्द येतो. कुठल्याही रोगाची लक्षणे दिसत नसतील, तर तो निरोगी. अशी काहीशी नकारात्मक व्याख्या आतापर्यंत केली जात असे; परंतु ही परिभाषा काहीशी अपूर्ण आहे. आयुर्वेदात आरोग्यासाठी 'स्वास्थ्य' हा शब्द वापरला आहे आणि ज्याच्याकडे ही आरोग्याची संपत्ती आहे, तो 'स्वस्थ.' अशा स्वस्थ व्यक्तीच्या स्वास्थ्याचे रक्षण करणे, म्हणजेच रोग होण्यापूर्वीच त्याला अटकाव करणे, हा आयुर्वेदशास्त्राचा सर्वप्रथम उद्देश आहे. (रोग्याचा रोग बरा करणे, हे नंतर.)

शरीरात प्रत्यक्ष रोगाची लक्षणे जरी दिसत नसतील, तरी कुठे ना कुठे मन किंवा शरीरातील अवयव आणि त्याहीपेक्षा सूक्ष्म पातळीवर कुठेतरी गडबड चालू असते. एखाद्या निमित्ताने हीच अगदी थोड्याप्रमाणात असलेली विकृती लक्षणाचे आणि नंतर रोगाचे रूप घेऊ शकते. म्हणूनच स्वस्थ माणसाची व्याख्या करताना किंवा स्वास्थ्याची व्याख्या करताना उंबरठ्यावर उभ्या असलेल्या रोगांच्या या लपलेल्या कारणांचाही विचार केला आहे. ती व्याख्या अशी, एखादी व्यक्ती स्वस्थ तेव्हा ठरते, ज्यावेळी -

१. शरीराचे सर्व लहान-मोठे व्यवहार चालविणारे मूळ घटक म्हणजेच 'दोष' हे त्यांच्या योग्य, संतुलित अवस्थेत असतील (समदोष अवस्था, शरीरातील सर्व गती सांभाळणारा वातदोष, रूपांतरे करणारा पित्तदोष व स्थिरता, जोडण्या

सांभाळणारा कफदोष).

२. अन्नपचन करणारा आणि शरीरातील सर्व रूपांतरे घडवून आणणारा घटक म्हणजेच 'अग्नी' हा त्याच्या योग्य अवस्थेत असेल. (समाग्नी.)

३. शरीरातील बाकीचे सर्व आधारभूत घटक म्हणजेच धातू (रक्त, मांस, अस्थी इत्यादी.) त्यांची कामे सुरळीत होत असताना जाणवतील व काही काळ शरीरात राहून योग्य वेळी शरीरातून बाहेर विसर्जित होणारे भागही (म्हणजेच मल, मूत्र, स्वेद इत्यादी.) आपले काम नीट करत असतील. (समधातुमलक्रिया.)

४. एवढेच नाही, तर आत्मा इंद्रिये आणि मन हे प्रसन्न अवस्थेत असतील. मनाची प्रसन्नता सर्वांना समजते. आनंदी वाटणे म्हणजे मन प्रसन्न असणे. डोळे, नाक, कान इत्यादी पाच ज्ञानेंद्रिये, तसेच हात, पाय, वाणी इत्यादी पाच कर्मेंद्रिये यांना आपापली कामे करताना आनंद मिळत असेल, तर ती इंद्रियांची प्रसन्नता. आत्म्याची प्रसन्नता हा थोडा सूक्ष्म भाग आहे. आपण केलेल्या कर्मांबद्दल समाधान असणे, म्हणजे आत्म्याची प्रसन्नता व बाकी सर्व ठीक असून जर आपल्याच एखाद्या कृतीबद्दल मनात ते अयोग्य असल्याची रुखरुख सतत वाटत असेल, तर हे अप्रसन्न आत्म्याचे लक्षण आहे. या ना त्या स्वरूपात ते एखाद्या व्याधीचे कारण बनू शकते, असा आयुर्वेदाचा सिद्धांत आहे.

हॅप्पीनेस आणि जॉय या दोन्हींमध्ये जो फरक आहे, तोच फरक मनाची प्रसन्नता आणि आत्म्याची प्रसन्नता यात आहे. (प्रसन्नात्मेन्द्रियमनः)

'एखादी व्यक्ती जर वरील सर्व अटी पाळत असेल, तरच तिला पूर्ण स्वस्थ म्हणावे', अशी आयुर्वेदात स्वास्थ्याची व्याख्या केली आहे. यात फक्त व्याधीच नव्हे, तर कुठलीही व्याधी होण्याची कारणेसुद्धा शरीरात उपस्थित नसणे, हे अधोरेखित केले आहे. फक्त रोगच नव्हे, तर रोग होण्याची कारणेही शरीरात नसणे हा मुद्दा आहे. तो श्लोक याप्रमाणे -

'समदोषः समाग्निश्च समधातूमलक्रियाः।

प्रसन्न आत्मा इंद्रिय मनः स्वस्थ इति अभिधीयते॥'

-(सुश्रुतसंहिता, सूत्रस्थान १५/४१.)

आयुर्वेदाची व्याख्या जास्त सर्वसमावेशक आहे आणि जागतिक आरोग्य संघटनेने यातील मुद्द्यांचा समावेश काही वर्षांपूर्वीच निरोगी व्यक्तीच्या व्याख्येमध्ये केला आहे.

थोडक्यात म्हणजे, शरीराचे आणि मनाचे सर्व घटक आपल्या स्वतःच्याच (स्व) योग्य स्वरूपात स्थिर असणे, (स्थ) म्हणजे स्वस्थ.

आपल्या आरोग्याबद्दल जी व्यक्ती जागरूक आहे, तिने वरील श्लोकाचा अर्थ

एखाद्या आयुर्वेदतज्ज्ञाकडून नीट समजून घ्यावा.

'शाश्वत' हा शब्द आयुर्वेदासाठी वापरतात ते उगाच नव्हे.

◆◆◆

'धर्मार्थकाममोक्षणां आरोग्यं मूलं उत्तमम्।'- (च.सू.१/१५)

अर्थ : धर्म, अर्थ, काम आणि मोक्ष हे चार पुरुषार्थ उत्तमरीत्या पार पाडायचे असतील, तर सर्वप्रथम आरोग्य उत्तम पाहिजे.

(रोगी मनुष्य जीवनात कोणतेच कर्तव्य पार पाडू शकत नाही म्हणून आरोग्य टिकवण्याला सर्वात जास्त महत्त्व दिले पाहिजे.)

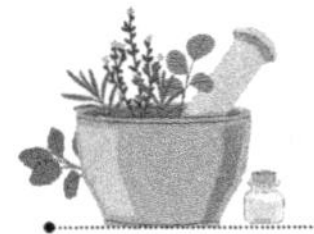

इंद्रियांना शिस्त लावू

'न पीडयेत् इंद्रियाणि न च एतानि अतिलाल्ययेत्।'

असे एक महत्त्वाचे सूत्र आयुर्वेदात आहे. डोळे, नाक, कान, त्वचा आणि चव घेणारी जीभ ही पाच ज्ञानेंद्रिये सगळ्यांना माहीत आहेत. यांच्यामुळे आपल्याला बाहेरच्या जगाचे ज्ञान होते. त्याशिवाय जीभ जेव्हा बोलण्याचे काम करते, तेव्हा ती कर्मेंद्रिय असते. उचलणे, पकडणे अशी कामे करणारे हात, चालण्याचे काम करणारे पाय, मल शरीराबाहेर टाकणारे अवयव आणि कामसुखाचा आनंद घेणारे जननेंद्रिय ही पाच कर्मेंद्रिये आणि या सर्वांना आपल्या तालावर नाचवणारे मन हे अकरावे इंद्रिय.

या सर्वांना आपापल्या मर्यादित ठेवणे, ही आरोग्याची एक गुरूकिल्ली आहे, असे आयुर्वेद सांगतो. यांचे जास्त लाडही करू नयेत, त्यांना एकदम आरामही देऊ नये आणि क्षमतेपेक्षा जास्त भारही त्यांच्यावर टाकू नये. याचबरोबर चुकीच्या पद्धतीने त्यांचा वापरही करू नये. याचे एकच उदाहरण घेऊ या.

डोळे बघण्याचे काम करतात. सतत डोळे बंद करून ठेवणे, काहीच न बघणे किंवा रोज अगदी मर्यादित जगच पाहणे, त्यांच्या क्षमतेपेक्षा अगदी कमी वापर करणे हा 'अयोग' आहे. फक्त आवडीच्या, आनंद होईल अशाच गोष्टी, अशी चित्रे वगैरे पाहणे हे त्यांचे लाड करणे आहे. डोळ्यांवर ताण पडेल इतक्या प्रमाणात सातत्याने वाचन, टीव्ही पाहणे, मोबाईल किंवा लॅपटॉपवर काम करत राहणे, थोडक्यात स्क्रीन टाईम जरुरीपेक्षा जास्त असणे, हे त्यांना त्रास देणे आहे. यालाच 'अतियोग' हा शब्द आहे.

याशिवाय तिसरा प्रकार असा की, नको ते पाहणे. सातत्याने हिंस्र, बीभत्स, गलिच्छ अशी दृश्ये प्रत्यक्षात किंवा पडद्यावर पाहायची सवय असणे, हा डोळ्यांचा चुकीचा वापर म्हणजेच 'मिथ्यायोग' आहे. अशा चुकीच्या वापराचा परिणाम फक्त त्या त्या अवयवावरच नव्हे, तर संपूर्ण शरीरावर, मेंदूवर आणि मनावरसुद्धा होत असतो.

असेच इतर सर्व ज्ञानेंद्रिये, कर्मेंद्रिये आणि मनाच्या बाबतीतही सांगता येईल. कानात हेडफोन किंवा इअरफोनचे प्लग घालून रस्त्यावर ड्रायव्हिंग तसेच घरात आणि कामाच्या जागीसुद्धा सर्व कामे करणारी मंडळी, हे दृश्य आजकाल नवे राहिले नाही.

जे काही ते ऐकतात, त्याचा आवाज जरुरीपेक्षा जास्त असेल (आणि पाश्चात्त्य गाण्यांमध्ये तो तसा असतोच किंवा असावाच लागतो.) तर ऐकण्याची क्षमता फार कमी वयात कमी होते, तसेच बोलतानासुद्धा नेहमीपेक्षा उंच आवाजात बोलण्याची सवय लागते, मेंदू सतत असले काही ऐकण्यात कार्यरत असल्यामुळे स्थिरबुद्धीने, तारतम्याने निर्णय घ्यायची मेंदूची क्षमतासुद्धा कमी होते.

फक्त इंद्रियेच नव्हे, तर विशेषतः मेंदू आणि शरीरातील आतल्या आणि बाहेरच्या अशा सर्वच अवयवांच्या बाबतीत असा त्यांच्या कामाचा 'अयोग', 'अतियोग' आणि 'मिथ्यायोग' हे काही ना काही विकृती निर्माण करतात, हे खरे आहे. लहान मुलांना वाढवण्याबाबतही हेच सूत्र लागू पडते.

नोकरी-व्यवसाय करताना स्वतःला राबविण्याबाबतही हेच तत्त्व लागू पडते. फॅशन, डिजिटल माध्यमांचा उपयोग, सोशल मीडिया, भावना, बुद्धिवाद आणि अशा अनेक क्षेत्रांमध्ये हेच आयुर्वेदाचे सूत्र सगळीकडे लागू पडते.

आपल्या जीवनाच्या सर्व अंगांना स्पर्श करणारी अशी छोटी छोटी वाक्ये, म्हणूनच 'सूत्र'पदाला पोचतात आणि आयुर्वेद हे केवळ वैद्यकशास्त्र न राहता ती एक आदर्श जीवनपद्धती ठरते.

◆◆◆

द्वौ भागौ पूरयेत् अन्नैः तोयेन एकं प्रपूरयेत्।
मारुतस्य प्रचारार्थं चतुर्थं अवशेषयेत्॥ (च.सू. २५)

अर्थ : जेवताना जठराच्या चार भागांपैकी दोन भाग अन्नाने भरावेत. एका भागाइतके पाणी प्यावे. चवथा भाग वायूच्या संचरणासाठी रिकामा ठेवावा.

उटणे आणि मोती साबण

दिवाळीच्या खरेदीमध्ये अगदी पूर्वीपासून या दोन गोष्टी असतातच असतात आणि त्या आनंदाने, हौसेने वापरल्याही जातात. एक म्हणजे मोती साबण आणि दुसरे म्हणजे उटणे. मोती साबण मोठा असतो. त्यामुळे तो संपेपर्यंत दोन-तीन आठवडे तरी वापरला जातो. उटणे मात्र दिवाळीच्या अभ्यंग स्नानाच्याच वेळी किंवा फार तर नंतर एखाद-दुसरा दिवस वापरले जाते. छोटीशी पुडी असते, त्यामुळे संपून जाते लवकर.

त्यातही गंमत अशी की, अभ्यंग स्नानाच्या वेळी आधी अंगाला छानसे तेल लावायचे, नंतर उटणे लावायचे आणि मग साबण लावून, अंग खसाखसा घासून स्वच्छ अंघोळ करायची. खरेतर अभ्यंग म्हणजेच अंगाला तेलाचे मालिश केल्यानंतर तेल पुढे काही तासांपर्यंत अंगात मुरत जात असते. त्वचा मऊ, नरम अशी वाटत असते आणि सगळ्या शरीरालाही सुखद अनुभूती येत असते. उटणे फक्त एवढ्यासाठीच लावायचे, की त्यामुळे जास्तीचे तेल निघून जाईल. अर्थातच यातील त्वचेला उपकारक अशी औषधेही सुगंध देणे, त्वचा मऊ करणे ही कामे करतातच; पण त्वचेमध्ये उटणे जास्त खोलवर जात नाही.

साबणाने होते काय, की जास्तीचे तेल तर जातेच; पण त्याचबरोबर जे तेल मुरत जाणे अपेक्षित असते, तेसुद्धा संपूर्ण निघून जाते आणि थंडीमुळे पुन्हा त्वचा रूक्ष व्हायची ती होतेच. म्हणून तेल लावल्यानंतर फक्त उटणे लावायचे, साबण नाही. उटणे हे जर व्यवस्थित बनवलेले असेल, तर साबणाच्याऐवजी पूर्ण वर्षभरासाठीसुद्धा ते वापरणे अगदी उत्तम आहे. खादी भांडारात जे उटणे मिळते, तो पॅक मोठा असतो आणि त्याचा दर्जाही चांगला असतो. थोडीशी मेहनत घेतली, तर आपण घरीसुद्धा अगदी उत्तम उटणे बनवू शकतो. याचा बॉडी स्क्रब म्हणून, तसेच अगदी वस्त्रगाळ केले, तर फेसपॅक म्हणूनसुद्धा छान उपयोग होतो. आयुर्वेदात याला 'उद्वर्तन' असा शब्द आहे.

दिनचर्येमध्ये म्हणजेच रोजच्या रोज हे वापरत जावे, असा सल्ला आहे. उद्वर्तन याचा अर्थ वरच्या दिशेने गती देणे. तेल मालिश करताना ते त्वचेवर केसांच्या दिशेने वरून खाली असे करतात आणि उद्वर्तन नेमके याच्या उलट दिशेने म्हणजेच केसांच्या वाढीच्या विरुद्ध दिशेने करतात.

उटणे वापरताना आपण ते पाण्यात, दुधात किंवा तेलात एकत्र करूनही वापरू शकतो किंवा तशीच पावडरसुद्धा वापरली जाते. याचे फायदे त्वचेला तर मिळतातच, त्याशिवाय खालील फायदेही आहेत.

जसे की, शरीराचा दुर्गंध कमी होणे, नाहीसा होणे. मेदोलेखन म्हणजेच शरीरावरची चरबी कमी होणे. स्नायूंना स्थिरता आणि दृढता मिळणे. दिवसभर उत्साह टिकून राहणे. शरीराचा जडपणा कमी होणे. त्वचारोगांचा प्रतिबंध होणे किंवा काही विशिष्ट उटणी त्वचारोग नाहीसे करू शकतात. विशिष्ट कारणासाठी उटणे वापरायचे असेल, तर त्यातील औषधीही वेगळ्या असतात आणि त्यांचे प्रमाणही कमी-जास्त होऊ शकते. जास्त करून त्रिफळा, चंदन, वाळा, मंजिष्ठा, सारिवा, संत्रासाल, ज्येष्ठमध, कपूरकाचरी, हळद, मुलतानी माती, बेसनपीठ असे पदार्थ यात वापरले जातात.

काहीच नसेल, तर बेसन म्हणजेच डाळीचे पीठ घरात असतेच. त्यात चिमूटभर हळद घालायची आणि पाण्यात किंवा दुधात एकत्र करून हे साबणाच्याऐवजी अंघोळ करताना वापरायचे. लहान मुलांना, विशेषतः अगदी नुकत्याच जन्मलेल्या वयाच्या बाळापासून ते एक वर्षापर्यंत कुठलाही साबण न वापरता हे असे उटणे वापरणे, त्यांच्या नाजूक त्वचेसाठी अगदी आदर्श आहे. पिढ्यान्पिढ्या आपल्याकडे हे डाळीचे पीठ आणि हळद वापरलीसुद्धा जाते. साबणाऐवजी उटणे वापरणे केव्हाही उत्तम!

❖❖❖

उद्वर्तनं वातहरं कफमेदोविलापनम्।
स्थिरीकरणं अंगानां त्वक् प्रसादकरं परम्।। (सु.चि.२४/५१ - ५२)

अर्थ : उटणे हे वातनाशक, कफ आणि मेदाला विरघळणारे, शरीरातील अवयवांना स्थिर बनवणारे आणि त्वचेला कोमल बनवणाऱ्यांमध्ये सर्वश्रेष्ठ आहे.

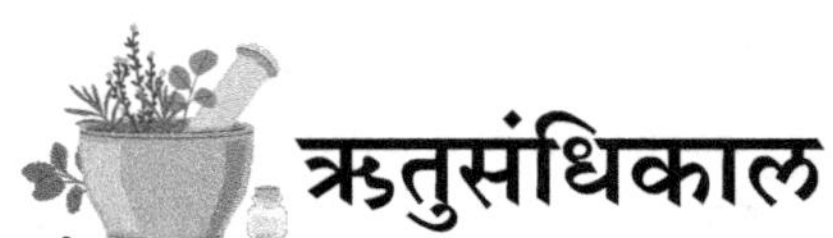

ऋतुसंधिकाल

वर्षाचा एक ऋतू काढता पाय घेत असतो आणि दुसऱ्या ऋतूची चाहूल लागत असते. दोघांपैकी कोणीच आपल्या पूर्ण रूपात प्रकट नसतो. हे फार रम्य वातावरण असते. माघाची थंडी कमी होत असते आणि उन्हाचा तडाखा अजून बराच लांब असतो. असा जो मधला काळ असतो ना, त्याला आयुर्वेदात म्हणतात 'ऋतुसंधिकाल'. जाणाऱ्या आणि येणाऱ्या ऋतूंचे असे दोन्ही प्रकारचे हवामान थोडे थोडे मिश्र स्वरूपात असते. अशावेळी फक्त हवा-पाण्यातच नाही, तर वनस्पती, प्राणी आणि आपल्याही शरीरात बदल होत असतात. काळजी घ्यावी लागते ती या वळणावरच. जाणाऱ्या ऋतूच्या हवामानाची सवय शरीराला झालेली असते. अशावेळी त्या ऋतूशी अनुकूल झालेले आपले खाणेपिणे आणि वागणे हे हळूहळू कमी करत जावे लागते. नव्या येणाऱ्या हवा-पाण्याला शरीर आणि मन अनुकूल होईल असे वागणे आणि खाणेपिणे थोडे थोडे सुरू करावे लागते.

आधीच्या ऋतूचा शेवटचा आठवडा आणि येणाऱ्या ऋतूचा पहिला आठवडा, असा हा दोन्हींचा मिळून अंदाजे पंधरा दिवसांचा ऋतुकाल असतो. अंदाजे म्हणण्याचे कारण असे की, अगदी गणिती काटेकोरपणाने पंधराच दिवस न घेता हवामानातील बदल आणि त्याचा आपल्या शरीरावर जाणवणारा परिणाम याची सांगड घालून प्रत्येकाने आपल्या आपल्या प्रदेशातील ऋतुकाल कुठला आणि किती दिवस ते ठरवायचे असते. असे केले, तरच नवीन ऋतू आपल्याला मनमुराद अनुभवता येईल, नाहीतर त्याच्याबरोबर दबा धरून आलेल्या काही रोगांनी आपल्याला पकडलेच म्हणून समजा.

हा संधिकाल फक्त ऋतूच्या बाबतीतच नाही, प्रत्येकच बाबतीत समजून घ्यायला हवा. बालपण संपून तारुण्य येते. तिथून मध्यम वय आणि प्रौढत्वाकडून आपण वार्धक्यात प्रवेश करतो. अशावेळीसुद्धा वागण्याचे आणि खाण्यापिण्याचे नियम हेच

आहेत. पूर्वींच्या गोष्टी हळूहळू विसरून नवीन गोष्टी हळूहळू मान्य करणे. वयच काय, पण नोकरी-व्यवसाय, आर्थिक आणि सामाजिक परिस्थिती, देश, आपली मनस्थिती, वैवाहिक स्थिती यातही अनेक बदल होत असतात. तेही असेच हळूहळू, पण निश्चितपणे मान्य करणे आणि त्यानुसार स्वतःचे वागणे, खाणेपिणे बदलणे हा शरीर आणि मन निरोगी ठेवण्याचा उत्तम उपाय आहे. तर सांगायची गोष्ट अशी की, समजा हिवाळा संपून उन्हाळा सुरू होत असेल, तर हा ऋतुकाल आहे. या ऋतुकालाचा सन्मान करू या.

आल्याचा चहा, तीळ, गूळ, झणझणीत, गरम मसालेदार असे उष्ण, पचायला जड असे पदार्थ खाणे, गरम पांघरुणात उशिरापर्यंत लोळत राहणे हे पूर्वींचे वागणे हळूहळू बंद करून उन्हाळ्याच्या सन्मानासाठी लवकर उठणे. कलिंगड, द्राक्षे, काकडी, कोकम, ताक, दुपारी उन्हात न भटकणे, असे वागणे हळूहळू सुरू करायला हवे. जसे येणारी होळी आणि पाठोपाठ येणारी रंगपंचमी यांच्या सन्मानासाठी जाणाऱ्या थंडीला निरोप देण्यासाठी होळी पेटवायची आणि उन्हाळ्याचे स्वागत करण्यासाठी रंगीबेरंगी पाणी एकमेकांवर उडवून थंड थंड व्हायचे. रंगील्या वसंताचे स्वागत करण्याची यापेक्षा सुंदर पद्धत कुठली असेल! आणि असेच बाकीच्या ऋतूंचेपण संधिकाल असताना वागायचे.

आपल्याकडे प्रत्येक ऋतूत कुठला ना कुठला सण, उत्सव, रूढी-परंपरा असतेच आणि निश्चितपणे त्या त्या ऋतूला, हवामानाला शरीर अनुकूल होईल अशाच प्रकारे तो सण साजरा करायची पद्धतही असते. आरोग्याची, आयुर्वेदाची आणि रूढी-परंपरांची आपल्या पूर्वजांनी इतकी सुंदर सांगड घालून ठेवलेली आहे! आपण तीच साखळी पुढे नेत पुढच्या पिढीकडे सुपूर्द करायला हवी.

❖❖❖

नित्यं सर्वरसाभ्यासः स्वस्वाधिक्यं ऋतावृतौ।

अर्थ : सर्वच चवींचा समावेश रोजच्या आहारात असावा, पण त्या त्या ऋतूमध्ये सांगितलेल्या चवींचे पदार्थ त्या काळात जास्त प्रमाणात खावेत.

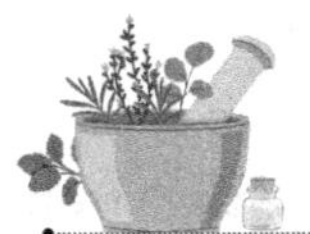 # तन, मन आणि अन्न

जेवताना टीव्ही बघत किंवा मोबाईलवर काहीतरी उद्योग करत किंवा हास्यविनोद करत, गप्पा मारत अथवा लॅपटॉपवर ऑफिसचे काम करता करता किंवा वाचन करत अगदी भांडत भांडतसुद्धा; तसेच घरातल्या लहान मुलांवर ओरडत, गाणी ऐकत, बातम्या किंवा चर्चा उर्फ टीव्हीवरची भांडणे बघत, क्वचित प्रसंगी परीक्षेचा अभ्यास करत अशा जेवणाच्या अनेक तऱ्हा आपल्याला माहीत आहेत.

पण आपण जे जेवणाचे काम करत आहोत, त्यावरच संपूर्ण लक्ष एकाग्र करून एखाद्यावेळी जेवण करून बघावे. अगदी साधेसुधे जेवण असले; तरीसुद्धा प्रत्येक घासाची चव, त्याचा स्पर्श, त्याचे रंगरूप, वास, पोत, कुरकुरीत पदार्थ खाताना होणारा आवाज हे सगळे आपल्याला जाणवायला लागेल. जे पहिल्या सगळ्या पद्धतींमध्ये आपल्याकडून संपूर्ण दुर्लक्षित होते. अशी आपली सर्व ज्ञानेंद्रिये डोळे, कान, नाक, त्वचा, जीभ हे सर्व जेवणाकडेच कामाला लावले, की मनही आपोआप तिथे एकाग्र होतेच.

तन, मन आणि अन्न असे एकरूप झाले, की डोक्यातील इतर सर्व विचार दूर होतात आणि असे एकाग्रतेने केलेले जेवण यज्ञकर्माइतकेच पवित्र आणि फलदायी बनते. पोटातला जाठराग्नी अशा अन्नाला संपूर्णपणे पचवून शरीर आणि मन यांच्या हितासाठीच कामाला लावतो. शरीरातील सर्व अवयव प्रसन्न होतात. मन समाधान पावते आणि असे जेवलेले साधेसुधे अन्नसुद्धा पूर्णब्रह्म ठरते.

आपण काय खातो, किती खातो, कशातून, कसे, केव्हा आणि कुठे खातो यांवरच आपले बहुतेक आरोग्य अवलंबून असते. आपण खाल्लेले अन्न आणि खाण्याची पद्धत आपल्या शरीर आणि मनावर प्रतिबिंबित झालेली असते. अर्थातच आरोग्याचे रक्षण आणि रोगांचे निर्मूलन करण्यासाठी कटिबद्ध असलेले जे आयुर्वेदशास्त्र, त्यात या

विषयावर अतिशय सविस्तरपणे माहिती आणि चर्चा असणार, हे स्पष्टच आहे.

चरकसंहितेत कसे जेवावे, याचे अतिशय महत्त्वाचे असे तेरा नियम सांगितले आहेत. 'आहार विधी विधान' या शीर्षकाखाली हे नियम येतात. निरोगी आणि रोगी दोघांनीही हे नियम पाळायचे आहेत. त्यांपैकी एक नियम अतिशय विशेष आणि महत्त्वाचा आहे.

तन्मना भुञ्जीत।

म्हणजे तन आणि मन अन्नाच्या ठिकाणी एकाग्र करून जेवण करावे, असा याचा अर्थ आहे.

सगळे नियम आणि त्यांचे अर्थ पुढीलप्रमाणे आहेत –

१.   उष्णं - अन्न गरम असतानाच जेवावे.

२.   स्निग्धं - तेलतुपाचे योग्य ते प्रमाण आवश्यक आहे.

३.   मात्रावत् - योग्य प्रमाणात म्हणजेच आपल्या पचनशक्तीचा विचार करून जेवावे. पोटाला अगदी तडस लागेपर्यंत जेवू नये. हवा आणि पाण्यासाठी काही भाग रिकामा ठेवावा.

४.   जीर्ण - पहिले खाल्लेले पचल्यानंतरच पुढचा आहार घ्यावा.

५.   वीर्य अविरुद्धम् - ज्यांचे गुणधर्म विरुद्ध आहेत, अशी विचित्र मिश्रणे(फ्युजन्स) करून खाऊ नयेत.

६.   इष्ट देशे - जेवणाची जागाही आवडीची, स्वच्छ, शांत आणि प्रसन्न असावी.

७.   इष्ट सर्वोपकरणं - ताटे, वाट्या इत्यादी जेवणाची आणि स्वयंपाकाची भांडीही योग्य त्याच आकाराची, मनाला आवडतील अशी आणि धातूची, मातीची, लाकडाची, आरोग्याला पोषक अशीच असावीत.

८.   न अति द्रुतं - खूप भरभर जेवू नये.

९.   न अति विलंबितं - अतिशय रेंगाळत, कंटाळवाणेही जेवू नये.

१०.   अजल्पन् - जेवताना जास्त बडबड करू नये.

११.   अहसन् - जेवताना हसू नये.

१२.   तन्मना भुञ्जीत - जेवणावर संपूर्ण लक्ष एकाग्र करून जेवावे.

१३.   आत्मानं अभिसमिक्ष्य सम्यक् - स्वतःसाठी योग्य काय आणि अयोग्य काय यांचा नीट विचार करून खावे.

चरकसंहितेत विमानस्थानाच्या पहिल्या अध्यायातले हे चोविसावे सूत्र आहे. नीट विचार करून आचरणात आणण्यासारखे आहे.

❖❖❖

प्राणाः प्राणभृतां अन्नं
तद् अयुक्त्या निहन्त्यसून् ।
विषं प्राणहरं तद् च
युक्तियुक्तं रसायनम् ॥

अर्थ : अन्न हे प्राणांचे रक्षण करते; पण चुकीच्या पद्धतीने खाल्ल्यास ते प्राणसुद्धा घेते. तसेच विष हे प्राणघातक आहे; तरीसुद्धा नीट, योजनपूर्वक उपयोग केला, तर प्रसंगी ते जीवसुद्धा वाचवते.

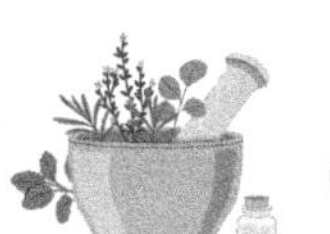

चार चार थेंब रोज
(अर्थात प्रतिमर्ष नस्य)

नाकात काही औषधे टाकून उपचार केले जातात, त्याला आयुर्वेदात 'नस्य' हा शब्द आहे. सर्दी होऊन नाक बंद होते, तेव्हा ते मोकळे करण्यासाठी काही औषधे नाकात टाकतात. एवढ्यापुरती या उपचाराची ओळख तर सगळ्यांना असतेच.

मध्यंतरी भारत सरकारच्या आयुष मंत्रालयानेही नस्याची शिफारस केली होती. करोना व्हायरससाठी प्रतिबंधात्मक उपचार म्हणून काही उपाय सांगितले होते. त्यातला नस्य हाही एक उपचार होता. त्यावेळी तिळतेल किंवा खोबरेल तेल हे नाकात टाकण्यासाठी सांगितले गेले होते. त्यालाही काही वेगळी कारणे होती; पण आयुर्वेदातील नस्य या भागाची व्याप्ती यापेक्षा खूपच मोठी आहे.

नस्य हा विषय खरेतर पंचकर्मांमध्ये येतो. शरीरशुद्धीचे जे पाच उपाय आहेत, ते पंचकर्म हे आयुर्वेदाचे एक फार मोठे वैशिष्ट्य आहे. त्याच्यामध्ये जसे वमन, विरेचन हे उपचार आहेत, त्याप्रमाणेच नस्य हा भागसुद्धा येतो; पण पंचकर्मांमधील जे नस्य आहे, त्यातले काही प्रकार असे आहेत, की तज्ज्ञ वैद्यांच्या देखरेखीखालीच करायचे असतात. नाहीतर उपाय होण्यापेक्षा अपाय होण्याचीच शक्यता अधिक असते. म्हणून त्या प्रकारांवर आज बोलायचे आपण टाळणार आहोत.

आज आपण माहिती घेणार आहोत, ती नस्याच्या एका अशा प्रकाराबद्दल जे कुठल्याही वयाच्या व्यक्तीने कधीही, कुठल्याही ऋतूमध्ये, कितीही दिवसांपर्यंत, अगदी वर्षांनुवर्षे जरी करत राहिले तरी चालेल. रोजच्या आयुष्याचा तो जरी भाग झाला, तरी त्याचा निश्चितपणे फायदाच होणार आहे. नव्हे, रोजच्या दिनचर्येत याचा समावेश करावा, अशी शिफारस आयुर्वेदाने केली आहे. असा जे नस्याचा प्रकार आहे, त्याचे नाव आहे 'प्रतिमर्ष नस्य'.

मर्ष याचा अर्थ जास्त मात्रेत दिले जाणारे (जास्त डोस), प्रतिमर्ष याचा अर्थ कमी मात्रेत दिले जाणारे (कमी डोस). दोन ते चार थेंब इतकाच त्याचा डोस आहे आणि

नियमांची फार बंधने नाहीत. कॉन्ट्राइंडिकेशन्स नाहीत. त्याचे उपद्रव किंवा साईड इफेक्टसुद्धा जवळजवळ नाहीतच. म्हणून आपण हा प्रकार निवडला आहे.

आणखी एक महत्त्वाचे कारण म्हणजे हे नस्य घरच्या घरी कोणीही करू शकतो. आपल्याच हाताने स्वतःचे स्वतःसुद्धा करता येईल. साहाय्यकाची गरज नाही. काही औषधे, तेल, तूप इत्यादी फक्त नाकात टाकणे आणि काही विशिष्ट पद्धतीने ते नाकात टाकणे यात फरक पडतो. त्या पद्धतीचा पूर्ण फायदा आपल्याला मिळतो. ती पद्धत आणि ते फायदे यांची आता आपण माहिती घेणार आहोत.

आपल्या खांद्याजवळचे गळ्याकडे जाणारे जे आडवे हाड आहे, (क्लॅव्हिकल) त्याला 'जत्रू' असे म्हणतात. या हाडाच्या वरचा सगळा भाग म्हणजे मान आणि डोके. याला 'उर्ध्वजत्रू' असे म्हणतात. नाक, कान, डोळे, जीभ अशी सर्व महत्त्वाची इंद्रिये आणि मुख्य म्हणजे मेंदू हे सर्व याच भागात येतात. शरीरातील सर्व क्रियांचे, भावभावनांचे नियंत्रण ज्या भागातून होते, तोच हा मेंदू. शरीरातील हा सर्वांत महत्त्वाचा अवयव आहे. त्याचे पोषण करणे, त्याला नेहमी टवटवीत आणि कार्यरत ठेवणे, यासाठी नस्य हा एक उत्तम उपाय आहे. या भागापर्यंत औषधे घेऊन जाणारा नाक हा एक मार्ग आहे.

'नासा हि शिरसो द्वारं।'

'नासा' म्हणजे नाक, 'शिर' म्हणजे डोके आणि 'दार' म्हणजे दरवाजा, मार्ग. समजा एक झाड आहे. त्याला आपण पाणी घालतो, खत घालतो, तर ते मुळापाशी घालतो. मुळापाशी पाणी घातले, की ते सगळे झाड टवटवीत होते. प्रत्येक पानाला, प्रत्येक फुलाला, फळाला, खोडाला वरून पाणी घालायची गरज नाही. शरीराचे तसेच आहे. *'उर्ध्व मूलं अध: शाखं।'* हे याही बाबतीत लागू होते. म्हणजेच मेंदू या शरीराच्या मूलस्थानापर्यंत जाण्याचा दरवाजा म्हणजे नाक. म्हणून नाकातून औषध टाकायचे.

काय टाकायचे? तर शुद्ध तूप, तिळतेल, खोबऱ्याचे तेल यांपैकी काहीही किंवा आपल्या वैद्याने सुचवलेले औषध. थोडेसे कोमट करून घ्यायचे.

किती टाकायचे? तर तीन किंवा चार थेंब.

कसे टाकायचे? तर यात पोझिशन खूप महत्त्वाची आहे. खांद्याखाली दोन उशा घेऊन डोके पूर्ण एक्सटेंडेड अशा अवस्थेत म्हणजेच नाकपुड्या या छताच्या दिशेने राहतील, इतके उशीच्या पलीकडे डोके ठेवायचे. डोके आणि नाक हे खांद्यापेक्षा खालच्या पातळीवर आले पाहिजेत. कारण औषध जायला हवे, ते डोक्याच्या दिशेने. घशात उतरले, तर अपेक्षित फायदे मिळणार नाहीत. नाकाचा शेंडा थोडासा

वर उचलून एका नाकपुडीत आधी टाकायचे. ते झाले की दुसऱ्या नाकपुडीत तीन ते चार थेंब टाकायचे. टाकल्यानंतर किंचित चोळायचे आणि डोळे मिटून शांतपणे श्वास घेत दहा मिनिटांपर्यंत पडून राहायचे.

या सगळ्याचा एक छोटासा व्हिडिओ बनवून मी यूट्युबवर टाकला आहे. त्याची लिंकसुद्धा खाली देत आहे.

https://youtu.be/v3WGMZTcMsQ

या व्हिडिओतून नस्यापूर्वी घ्यायची वाफ, थोडा चेहऱ्याचा मसाज आणि नस्य झाल्यानंतर करायच्या गुळण्या, याबद्दलसुद्धा माहिती दिली आहे. प्रत्यक्ष पाहिल्यानंतर नीट लक्षात येईल.

आता आपण याचे फायदे बघणार आहोत.

सगळ्यात पहिला फायदा म्हणजे मेंदूच्या कार्यावर नियंत्रण राहते. रोजच्या रोज जर हे असे नस्य करत गेले, तर मेंदू तरतरीत राहतो. 'इंद्रिय प्रसादन' हा एक शब्द आयुर्वेदामध्ये वापरला आहे. म्हणजे सगळी ज्ञानेंद्रिये आणि कर्मेंद्रिये ही टवटवीत राहतात. त्यांचे काम ते चांगले करू शकतात. काम करण्याची त्यांची जी क्षमता आहे, ती वाढते. (ज्ञानेंद्रिये - डोळे, नाक, कान, त्वचा आणि जीभ (चव घेणे) आणि कर्मेंद्रिये - हात, पाय, जीभ (बोलणे), गुद आणि जननेंद्रिय आणि अकरावे इंद्रिय म्हणजे मन.)

पुढचा एक महत्त्वाचा फायदा - निद्रा आणि जागृती म्हणजेच झोप येणे आणि वेळच्या वेळी जाग येणे यांच्या दर्जामध्ये सुधारणा होते. गाढ झोप लागते. त्यामुळे झोपेचे सगळे फायदे मिळून जाग आल्यानंतर प्रसन्न वाटते.

याच्यानंतरचा एक महत्त्वाचा फायदा म्हणजे श्वास आणि उच्छ्वास या कार्यांवर नियंत्रण राहते. श्वासोच्छ्वासाचा दर्जा सुधारतो, असे थोडक्यात म्हणता येईल. आणखी एक फायदा म्हणजे खांद्याच्या वरचा भाग; तसेच खांदे, गळा, मान आणि मुख्यतः छाती हे अवयव मजबूत होतात.

आता आपल्या लक्षात आले असेल, की आपल्या रोजच्या चोवीस तासांपैकी काही वेळाची गुंतवणूक नस्यामध्ये केली, तर त्याचा फार मोठा परतावा आपल्याला मिळणार आहे.

❖❖❖

उर्ध्वजत्रू विकारेषु विशेषात् नस्यमिष्यते।
नासा हि शिरसो द्वारम् तेन तद् व्याप्यहन्ति तान्॥ (अहसू २०/१)

अर्थ : आपल्या दोन्ही खांद्याच्या रेषेतली जी समोरची आडवी हाडे असतात, त्यांना 'जत्रू' (क्लॅव्हिकल) असे म्हणतात. त्याच्या वरचा भाग म्हणजे मान आणि डोके हा भाग 'उर्ध्वजत्रू' म्हणून ओळखला जातो. अशा उर्ध्वजत्रू भागामध्ये होणाऱ्या रोगांसाठी नस्य हा एक विशेष उपाय आहे. कारण डोक्याकडे औषधी पोहोचवण्याचा मार्ग हा नाकातून जातो. म्हणून नाकाला 'शिराचे द्वार' म्हटले जाते.

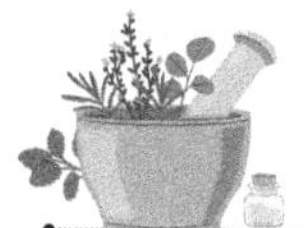

व्यायाम हवाच; पण

'व्यायाम' हा शब्दच आकर्षक आहे. याबद्दल विचार करायला प्रत्येकालाच आवडते. कोणाला छान दिसण्यासाठी, कोणाला बॉडी बिल्डिंगसाठी, कोणाला सिक्स पॅकसाठी, कोणाला खेळांमध्ये विशेष नैपुण्यासाठी, तर काहीजणांना केवळ आरोग्यासाठी व्यायामाचा विचार करायला किंवा व्यायाम करायला आवडते.

प्रत्यक्षात व्यायाम करणाऱ्यांपैकी किती जण तो नियमित करतात आणि सातत्याने आयुष्यभर चालू ठेवणारे किती, हा एक प्रश्नच आहे. एक जानेवारी हा तर व्यायामाचा संकल्प करण्याचा जागतिक दिवस मानला जाऊ शकतो. तसेच लग्न ठरलेय, काही विशेष समारंभ आहे, खूप वर्षांनी जुन्या बॅचचे गेट-टुगेदर आहे किंवा वजन वाढल्याचे अचानक लक्षात आले, अशा काही नैमित्तिक कारणांमुळे तात्पुरता व्यायाम करणारीसुद्धा अनेक मंडळी आहेत. डोकेदुखीची गोळी घेतल्यावर जसा लगेच फरक पडतो, तसेच काहींना अशा झटपट व्यायामातून झटपट फरक पडावा अशी अपेक्षा असते. व्यायामाचे काहीही अघोरी प्रकार आणि जोडीला उटपटांग आहार योजना करून इतक्या दिवसात इतके किलो आणि इतके इंच अशा पद्धतीने त्यांना ते फायदे मिळवून देणारी मंडळीसुद्धा काही कमी नाहीत; पण अशा प्रयोगांनी शरीराचा आणि आरोग्याचा कायमस्वरूपी फायदा होतो की नुकसान? हा मात्र विचार करण्यासारखा प्रश्न आहे.

व्यायाम अत्यावश्यक आहे आणि तो रोजच्या रोज केलाच पाहिजे, हे अगदी खरे; पण आपल्या आरोग्याला कुठलेही नुकसान न पोचवता, केवळ आणि केवळ फायदाच करून देणारा असा व्यायाम कुठला? तो कोणी करावा? कोणी करू नये? कधी करू नये? किती करावा? कधी थांबावे? याचे काही विशिष्ट शास्त्र आहे आणि आरोग्य हाच हेतू ठेवून निर्माण झालेले आयुर्वेदशास्त्र याबद्दल खूप काही सांगते.

व्यायाम म्हणजे काय? इथपासून सुरुवात करून याचे सर्वांगीण आणि नेमके

मार्गदर्शन आयुर्वेदात केलेले आढळते. प्रत्यक्षात आजही ते तितकेच उपयोगी ठरते, म्हणूनच याची माहिती घेणे गरजेचे ठरते.

व्यायाम म्हणजे काय, तर शरीराच्या अशा हालचाली, क्रिया ज्यामुळे शरीराला स्थिरता, दृढता आणि बल प्राप्त होईल. त्यांना व्यायाम म्हणावे असे चरकाचार्य म्हणतात. (च.सू.७/३१) तसेच,

'आयामो विविधांगानां व्यायाम इति कीर्तितः।'

'शरीराच्या सर्व अंगांना ताण देण्याच्या क्रिया म्हणजे व्यायाम', अशीही व्यायामाची व्याख्या केली जाते. मात्र योग्य त्या प्रमाणात व्यायाम घडला, तरच हे कार्य घडू शकते, असा इशाराही याच सूत्रात त्यांनी दिला आहे.

मग हे योग्य प्रमाण कोणते? तर 'अर्धशक्त्या' असा शब्द यासाठी आहे. आपल्या शक्तीचा अर्धा भाग वापरला जाईल इतकाच व्यायाम पुरेसा आहे, योग्य आहे, असा याचा अर्थ. यापेक्षा अधिक व्यायाम घातक ठरू शकतो, असा इशाराही इथे दिला आहे.

अर्धी शक्ती वापरली गेली आहे, हे ओळखायचे कसे? तर हृदयस्थानातील (छातीतील) वायू तोंडातून बाहेर पडू लागणे, म्हणजेच तोंडाने श्वास घ्यायची गरज पडू लागणे, काखेत, कपाळावर, नाकावर आणि हातापायाच्या सांध्यांवर घाम येणे, तोंडाला कोरड पडणे, श्रम जाणवणे, ही अर्धी शक्ती खर्च झाल्याची लक्षणे आहेत. ती दिसली, की थांबायचे. व्यायाम झाल्यानंतर सर्व शरीराचे हळूहळू मर्दन करावे. यामुळे शीण लगेच निघून जातो.

इतका व्यायाम कुणी करावा? तर असा अर्धशक्ती व्यायामही बलवान आणि जेवणात तेल, तूप असे स्निग्ध पदार्थ खाणाऱ्यांनीच, तोही थंडीच्या दिवसांत व वसंत ऋतूत करावा. बाकीच्या ऋतूंमध्ये इतरांनी याहीपेक्षा कमी व्यायाम करावा.

नेहमी आपल्या शक्तीपेक्षा अधिक व्यायाम करत राहिले, तर सतत तहान लागणे, क्षय, श्वास, रक्तपित्त, चक्कर येणे, काम न करताही गळून गेल्यासारखे वाटणे, खोकला, ताप, उलटी हे रोग उत्पन्न होऊ शकतात.

'अयथाबलमारम्भ प्राणोपरोधिनाम् (श्रेष्ठं)।'

अर्थ : आपल्या शक्तीपेक्षा अधिक श्रम करणे हे मृत्यूच्या सर्व कारणांमध्ये प्रथम क्रमांकावर आहे.

व्यायाम नियमित करणे हे तर महत्त्वाचे आहेच; परंतु आपल्या शक्तीबाहेरचा आणि चुकीचा व्यायाम करणे कसे जिवाला घातक ठरते, हे सांगताना जे उदाहरण दिले आहे, ते नक्कीच विचार करण्यासारखे आहे.

सिंह हत्तीची शिकार करू शकतो, हे खरेच; पण हत्तीला खेचून नेणे हे त्याचे काम

नव्हे. आपल्या शक्तीबाहेरचे असे काम जर तो करू लागला, तर तो नष्ट होऊन जाईल. आजच्या काळातसुद्धा अविचाराने आपल्या शक्तीचा विचार न करता जिममध्ये किंवा इतरत्रही व्यायाम करणाऱ्यांची कमी नाही. कमी काळात अधिक वजन वाढवणे किंवा कमी करणे, सिक्स पॅक बनवणे अशा गोष्टींच्या नादी लागून जिवापेक्षा जास्त व्यायाम केल्याने नुकसान झालेल्यांची किंवा मृत्यू पावलेल्यांचीसुद्धा उदाहरणे आपण वृत्तपत्रात नेहमीच वाचत असतो. अशा लोकांसाठी वरील सिंहाच्या उदाहरणापेक्षा चपखल असे दुसरे कुठले उदाहरण असू शकेल?

व्यायामाबरोबरच फार जोराने हसणे, जोरजोरात जास्त बोलत राहण्याची सवय, अतिप्रवास, अतिव्यवाय (स्त्रीसंग), रात्री जागरणांची सवय यांचाही समावेश याच उदाहरणामध्ये केलेला आहे.

आजूबाजूला पाहिले, तर अशा पद्धतीने आपल्या शरीराला त्रास देणाऱ्यांची आणि या गोष्टी अति केल्यामुळे नुकसान झालेल्यांची कितीतरी उदाहरणे आपल्याला दिसतात.

शरीराचा डौल वाढवणारे व्यायामाचे प्रकार हे मुख्यतः स्नायू, मांसपेशी, चरबी, हृदय, फुप्फुसे आणि रक्ताभिसरण यांच्यावर काम करतात. जसे चालणे, धावणे, पोहणे, सायकल चालवणे, जिममधल्या मशिन्सवरचे व्यायाम, आखाड्यातले मुद्गल, जोर-बैठका इत्यादी व्यायाम. तर शरीराच्या अंतर्गत अवयवांतर काम करणारे व्यायामप्रकार शरीरातील सर्व क्रिया, विशेषतः अंतःस्रावी ग्रंथी, मेंदू, मन; तसेच बुद्धी यांवरसुद्धा काम करणारे काही व्यायामाचे प्रकार आहेत. जसे सूर्यनमस्कार, ध्यान, प्राणायाम, योगासने, ओंकार इत्यादी. दोन्हींचा समतोल साधणारा व्यायाम हा योग्य, आदर्श व्यायाम आणि हा व्यक्तिगणिक बदलतो. यासाठीपण एक उदाहरण देता येईल. केवळ धुवूनपुसून, पॉलिश करून गाडीला बाहेरून चमकती ठेवणे आणि नियमित इंजिन आणि इतर मशिनरींची निगा राखणे यांच्या परिणामांमध्ये जो फरक आहे, तोच इतर व्यायाम आणि योग यामध्ये आहे.

आयुर्वेदात तुलाभ्रम (मुद्गल किंवा तत्सम वस्तू फिरवणे), गुणाकर्ष (रस्सीखेच यासारखे प्रकार), धनुराकर्ष (धनुष्याची प्रत्यंचा ताकदीने मागे ओढणे) यांसारखे व्यायाम प्रकार सांगितले आहेत. हल्ली जिममध्ये अशा प्रकारची साधने दिसतात.) याशिवाय योगशास्त्र हे आयुर्वेदशास्त्राने आपले संबंधित शास्त्र (अलाईड) म्हणून मान्य केले आहे व त्यातील ध्यान, प्राणायाम, योगासने या व्यायामप्रकारांसह अष्टांगयोगाचा समावेश स्वास्थ्यरक्षण आणि रोगमुक्तीसाठीही करून घेतला आहे.

व्यायाम कुणी करू नये? तर ज्यांना रक्तपित्त, दमा, खोकला, राजयक्ष्मा, शोष, उरक्षत, भ्रम असे रोग आहेत; जे अतिकृश आहेत, ज्यांनी नुकतेच जेवण केले आहे;

तसेच अतिमैथुनाने थकलेल्या व्यक्तींनी व्यायाम टाळावा.

मुद्दा असा की, व्यायामाची गरज जशी व्यक्तिगणिक बदलते, तशीच एकाच व्यक्तीचीसुद्धा ती ऋतुनुसार, वयानुसार, अवस्थेनुसार कमी-अधिक होत जाते. हे लक्षात घेऊन त्यानुसार प्रत्येक व्यक्तीचे व्यायामाचे नियोजन हे प्रत्येक दिवशी बदलते (कस्टमाईज्ड) असावे. आपले वय, आपली शक्ती, आपल्या शरीराचा प्रकार, आपण राहतो तो प्रदेश, ऋतू, वातावरण, आपला आहार या सर्वांचा विचार करूनच व्यायाम कधी आणि किती करावा हे ठरवावे. त्या त्या दिवशी आपल्या शरीराचे काय म्हणणे आहे, ते लक्षात घेऊन व्यायाम झाला पाहिजे. व्यायाम झाल्यानंतर जरी शरीराला श्रम झाले, तरी मन प्रसन्न राहिले पाहिजे. हाही एक निकष आहे.

काहीही झाले तरी अमुक इतके पुशअप्स किंवा अमुक इतके किलोमीटर किंवा स्टेप्स हे रोज झालेच पाहिजेत आणि ते पुढे वाढवतच नेले पाहिजेत, अशा म्हणण्याला आयुर्वेदशास्त्राच्या दृष्टीने काही अर्थ नाही. हे सर्व लक्षात घेऊन जर व्यायामाची सवय लावून घेतली, तर अशा व्यायामाने फक्त फायदेच मिळू शकतात.

व्यायामाचे लाभ : शरीराचे योग्य ते पोषण, कांती (कॉम्प्लेक्शन) सुधारते, शरीर सुदृढ राहते. प्रत्येक अवयवाचे सुंदर गठन होते. मांसपेशी दृढ होतात. पचनशक्ती योग्य राहते. आळस येत नाही. शरीराला स्थिरता, हलकेपणा येतो. श्रम, थकवा, तहान, उष्णता आणि थंडी अशा गोष्टी सहन करायची शक्ती वाढते. व्याधी प्रतिकारशक्ती वाढते. लहानसहान कारणांमुळे लगेच आजारी पडणे हे प्रकार बंद होतात. तसेच मोठ्यामोठ्या साथीच्या रोगांनाही लवकर बळी पडणे टळू शकते. असे रोग झाले, तरीही शरीराचे नुकसान फारसे होत नाही व लवकर बरे होणे जमते. उत्तम आरोग्याची प्राप्ती होते. स्थूलता कमी करण्यासाठी व्यायामासारखा दुसरा कुठलाही प्रकार नाही. व्यायामामुळे म्हातारपण उशिरा येते. म्हणूनच व्यायाम तर करायचाच, पण सांभाळून!

❖❖❖

योगादपि विषं तीक्ष्णं उत्तमं भेषजं भवेत्।
भेषजं चापि दुर्युक्तं तीक्ष्णं संपद्यते विषम्।। - (चसू. १/१२६)

अर्थ : योग्य रितीने प्रयोग केला, तर तीक्ष्ण विषसुद्धा उत्तम औषध ठरू शकते; परंतु औषध जर चुकीच्या पद्धतीने दिले गेले, तर तेही तीक्ष्ण विषासमान परिणाम घडवू शकते.

अभ्यंग याचा अर्थ पूर्ण अंगाला तेल लावून चोळणे. दिवाळीच्या अभ्यंगस्नानाच्या दिवशी वर्षातून एकदा तरी आपण अंगाला तेल लावतोच. स्निग्ध पदार्थांच्या या उपचाराला आयुर्वेदात 'स्नेहन' असे म्हणतात. यात शरीराच्या आतून आणि बाहेरून तेल, तूप इत्यादी स्निग्ध पदार्थांचा उपयोग करण्याची माहिती दिली आहे.

हे स्नेहन का करायचे, कधी करायचे, कोणी करायचे, किती करायचे, कधी टाळायचे, त्याचे फायदे काय, तोटे काय, योग्य स्नेहनाची लक्षणे काय, अतिस्नेहनामुळे काय नुकसान होते, या सर्वांचे एक संपूर्ण शास्त्रच आहे. काही विशिष्ट रोगांमध्ये संपूर्ण शरीराला किंवा त्या विशिष्ट जागेला स्नेहन म्हणजेच विशिष्ट तेलाचे किंवा तुपाचे मालिश करण्याचा सल्ला वैद्य लोक देतात. व्यावसायिक आणि प्रशिक्षित मालिश करणारे हे सर्व सांभाळून मालिश करतात. कुठलाही रोग नसला, तरीसुद्धा अशा पद्धतीचे शास्त्रोक्त मालिश पंधरा दिवसांतून किंवा महिन्यातून एकदा घेणे हेही आरोग्यासाठी चांगलेच आहे; परंतु तो भाग व्यावसायिक लोकांसाठी आपण सध्या सोडून देऊ. दिवसातून फक्त दहा मिनिटे काढून रोज घरच्या घरी अगदी शॉर्टकटमध्ये स्नेहन करून आपण त्याचे फायदे कसे मिळवू शकू हेच फक्त अगदी थोडक्यात बघूयात. असे हे थोडक्यातले झटपट स्नेहन सर्वच वयाच्या लोकांसाठी म्हणजे अगदी दहा दिवसांच्या बाळापासून ते ऐंशी-नव्वदी पुढच्या वृद्धांपर्यंतसुद्धा फायदा करून देतेच; पण विशेषतः चाळिशी उलटली, की या रोजच्या स्नेहनाची गरज अधिक असते.

कारण शरीरातला तिघांमधला मुख्य दोष वात आता आपला प्रभाव दाखवू लागलेला असतो. वाताचे वय सुरू झालेले असते. त्याला नियंत्रित ठेवून हाताबाहेर जाऊ द्यायचे नसेल, तर स्नेहन हा एक उत्तम उपाय आहे. साधारणपणे चाळिशी उलटली, की स्नेहन हा आपल्या दिनचर्येचा भाग झाला पाहिजे. पुढे होणारे अनेक

त्रास यामुळे आपण टाळू शकतो. शरीराची उतरण सुरू होण्याचा हा अगदी प्रारंभीचा काळ. याच काळात स्नेहनाची रोजची सवय लावून घेतली, तर येणारे म्हातारपण आपण पुढे ढकलू शकतो.

अगदी थोडे म्हणजे शरीरामध्ये संपूर्ण जिरू शकेल (ॲब्सॉर्ब होऊ शकेल.) इतकेच तेल घ्यायचे. (प्रथम चेहरा, मान आणि गळा यांच्यासाठी मी शुद्ध तूप वापरण्याचा सल्ला देते. याचवेळी कानात आणि नाकातसुद्धा दोन-दोन थेंब तूप टाकले जावे.) नंतर एक-एक किंवा दोन-दोन चमचे तेल घेत छाती, खांदे, हात अशा क्रमाने हळूहळू शरीराच्या खालच्या भागाकडे जायचे. पाठीला आणि कमरेलासुद्धा जेवढ्या भागापर्यंत हात पोहोचेल, तेवढ्या भागाला तेल लावत जायचे. सांध्यांवर विशेष लक्ष द्यायचे आणि सर्वांत शेवटी तळपायालासुद्धा मालिश केले, की स्नेहन संपते.

यात महत्त्वाचा भाग म्हणजे आपण स्वतःच आपल्या हाताने स्नेहन करून घ्यायचे. हलक्या हाताने तेल चोळायचे. ताकद वापरायची गरज नाही. शरीरात जेवढे जिरेल, तेवढ्याच प्रमाणात घेत जायचे. इतके जिरले पाहिजे, की त्यानंतर कपडे घातल्यावर कपड्यांना तेल लागू नये. हाच निकष आहे. नीट लक्ष देऊन केले, तरी जास्तीत-जास्त दहा ते पंधरा मिनिटांत सगळ्या शरीराला तेल लावून होते. ते लावल्यानंतर जर अंघोळ करायची असेल, तर साबणाऐवजी उटणे वापरायचे. (याबद्दल मी यापूर्वी एक पोस्ट लिहिली आहे.) पण प्रत्यक्ष स्वतःचा आणि रुग्णांचा अनुभव यावरून एक नक्की सांगू शकते, की अंघोळ झाल्यानंतर अशा तऱ्हेचे कमी तेलात हलक्या हाताने केलेले संपूर्ण शरीराची मालिश ही अधिक फायदेशीर ठरते. तेल लावल्यानंतर ते शरीरात मुरण्याची क्रिया बऱ्याच काळापर्यंत चालूच राहते आणि खूप काळापर्यंत शरीराला एक सुखद अनुभूती येत राहते. अशा स्नेहनाचे फायदे खूप आहेत आणि ते दीर्घकाळापर्यंत दिसतात. जास्त करून चेहरा काळा पडणे, सांधेदुखी, थकवा येणे, रुक्षता, निद्रानाश, हालचालींवर आलेली बंधने इत्यादी वाताच्या लक्षणांचा अभाव अशा स्वरूपाचे हे फायदे असल्यामुळे ते पटकन लक्षात येत नाहीत. (आपल्याला काय होतेय हे लगेच समजते; पण हे आपल्याला होत नाही, हे मात्र आपल्या लक्षात येत नाही.)

इतरही अनेक फायदे आहेत. शरीराला दृढता येणे, शक्ती आणि उत्साह कायम टिकणे, त्वचा स्निग्ध राहणे, शरीरावर सुरकुत्या पडण्याचे वय पुढे ढकलले जाणे असे अनेक फायदे आहेत.

ज्यावेळी नेहमीपेक्षा जास्त शारीरिक किंवा मानसिक श्रम होतात, त्यावेळी अंग ठणकत असते. हात, पाय दुखत असतात. मनाला आणि शरीराला थकवा जाणवत

असतो. अशावेळी तर ही शॉर्टकट मालिश खूपच सुखद आणि ताबडतोब वेदनाशमन करणारा ठरतो. हे कसे होते, का होते, या शास्त्रीय चर्चेमध्ये आपण सध्या नको जायला. फक्त हे स्नेहन आपल्या रोजच्या दिनचर्येत करत गेल्याने याचा दीर्घकालीन फायदा नक्की होणार आहे, एवढेच लक्षात ठेवायचे. तर मग आजपासूनच आपल्या स्वतःसाठी रोज दहा मिनिटे काढायचा निश्चय करूयात. तेवढाही वेळ काढणे शक्य नसेल, तेव्हा केवळ तळपायाला तेल चोळावे. एवढे पादाभ्यंग तरी करावे.

याशिवाय कानात तेल टाकणे (कर्णपूरण), नाकात तेल टाकणे (नस्य), डोळ्यात तेल टाकणे (आश्चोतन) असेही काही प्रकार आहेत. हे झाले बाह्य स्नेहन. स्नेहनामध्ये 'अभ्यंतर स्नेहन' हाही एक महत्त्वाचा प्रकार आहे.

आहारामध्ये तेल किंवा तूप तसेच मांसाहारी व्यक्तींमध्ये चरबी आणि हाडांच्या आतील भाग यांचा समावेश असणे किंवा औषध म्हणून हेच पदार्थ काही विशिष्ट पद्धतीने खाणे म्हणजे अभ्यांतर स्नेहन होय. हाही भाग खूप महत्त्वाचा आणि खूप मोठा आहे. तसेच स्नेहनानंतर स्वेदन म्हणजे शेकणेही येते; पण याबद्दल पुन्हा कधीतरी बोलू.

'शुष्काणि अपि हि काष्ठाणि स्नेह स्वेद उपपादनैः।
नमयन्ति यथा न्यायं किं पुनः जीवतो नरान्॥' - (च. सू. १४/५)

अर्थ : योग्य रितीने स्नेहन आणि स्वेदन केल्यावर सुकलेले लाकूडसुद्धा इच्छेप्रमाणे आपण वाकवू शकतो, तर जिवंत माणूस का नाही!
(सजीव देहातील हालचालीसुद्धा याच न्यायाने स्नेहन-स्वेदन करून पुन्हा प्रस्थापित होऊ शकतात.)

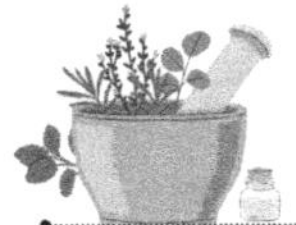

जेवणाच्यामध्ये आणि स्वीट डिश

बोलता बोलता धाकटा म्हणाला, 'जेवताना जेवणाच्या मधे गोड पदार्थ खायची पद्धत फक्त आपल्याकडेच आहे.'

त्याचे मित्रमंडळ भारतभर पसरलेले आहे. तो सांगत होता, महाराष्ट्रात आले की पुरणपोळी, मोदक सगळे आवडीने खातात; पण आपण ते जेवताना खातो, ते त्यांना विचित्र वाटते. उत्तर, दक्षिण, पूर्व, पश्चिम सगळीकडे जेवणानंतरच स्वीट डिश घेण्याची पद्धत आहे. जेवण झाल्यावर चव आणि मूड छान राहावा म्हणून किंवा शेवटी गोड खाल्ल्यानंतर ॲसिडिटी होऊ नये म्हणून अशी काही कारणे यासाठी सांगितली जातात.

थोडा विचार केल्यावर लक्षात आले. आयुर्वेदाचा सल्ला असा आहे, की पोट रिकामे असताना पचनशक्ती सर्वांत जास्त असते आणि म्हणून जे पदार्थ पचायला जड, ते सुरुवातीला खाऊन नंतर इतर पदार्थ खावेत. म्हणूनच मधुर (गोड), अम्ल (आंबट), लवण (खारट), कटू (तिखट), तिक्त (कडू) व कषाय (तुरट) असा क्रम आहे. याच चवीच्या पदार्थांचे प्रमाणही क्रमाक्रमाने कमी-कमी असणे आदर्श असते.

गोड चवीचे पदार्थ पचायला सगळ्यात जड, पण पोषणासाठी तेवढेच आवश्यक आहेत. म्हणून ते सर्वांत आधी खावेत आणि त्यांचे प्रमाणही जेवणात इतर पदार्थांच्या तुलनेने जास्त असावे. इथे गोड याचा अर्थ फक्त साखर, गूळ, मध असेच नाही; तर तांदूळ, गहू, बटाटे, रताळी यांसारखे पदार्थ की ज्यामुळे शरीराची पुष्टी होते. यानंतर अनुक्रमे आंबट, खारट, कडू, तिखट आणि तुरट चवींचे पदार्थ पचायला हलके होत जातात. सहाही चवी जेवणात असल्या पाहिजेत, हे तर खरेच. म्हणजेच 'षड्रसयुक्त आहार' ही कल्पना आहे.

जेवणातील पोळी, भात असे पदार्थ आणि गोड पदार्थ म्हणजेच स्वीट डिश

हे जेवणाच्या सुरुवातीलाच खावेत. आंबट, तिखट-मिठाचे पदार्थ हे त्याच्यानंतर आणि सर्वांत शेवटी कडू आणि तुरट हे पदार्थ अगदी कमी प्रमाणात खावेत, असा आयुर्वेदाचा सल्ला आहे. याचबरोबर आणखी दोन निरीक्षणेसुद्धा नोंद करून ठेवली आहेत.

१. एकरसाभ्यासो दौर्बल्यकराणां(श्रेष्ठः)। (च. सू. २५.)

अर्थ : एकाच चवीचे पदार्थ जेवणामध्ये सतत आणि जास्त प्रमाणात खात राहिले, तर शरीर दुर्बळ होण्याचे ते सर्वांत मोठे कारण ठरते.

२. सर्वरसाभ्यासो बलकराणां (श्रेष्ठः)॥ (च. सू. २५.)

अर्थ : सगळ्या चवींचे पदार्थ जेवणात नेहमी घेण्याची सवय असेल, तर ते शक्ती आणि ऊर्जा मिळण्याचे सर्वांत मोठे कारण आहे.

या सर्व चवींचा समावेश, त्यांचे प्रमाण आणि त्यांचा खाण्याचा क्रम हे सर्व लक्षात घेऊन महाराष्ट्रातील जो आहार आहे, तो परिपूर्ण आहार मानता येईल. जेवणाच्या ताटातील पदार्थांची जागा (उजवी-डावी) लक्षात घेतली, तर उजव्या हाताने खाल्ले जाणारे पदार्थ प्रमाणाने, तुलनेने अधिक आणि प्रथम तर डाव्या हाताचे तुलनेने कमी आणि क्रमाने नंतर असे असावेत. हे सगळे लक्षात घेतल्यावर समजते, की महाराष्ट्रीयन थाळी हा सर्वांत परिपूर्ण आहार का आहे.

❖❖❖

'रसाः स्वाद्वम्ललवणाः तिक्तोषणकषायकाः।
षड्द्रव्यमाश्रितास्ते च यथापूर्वं बलावहाः ॥' - (असंसू १)

अर्थ : गोड, आंबट, खारट, कडू, तिखट आणि तुरट अशा सहा प्रकारच्या चवी आहेत. त्या चवींचे जे पदार्थ असतात, ते याच क्रमाने यथापूर्वं म्हणजे शेवटच्यापेक्षा त्याच्या अगोदरचा अधिक शक्ती देणारा, त्याच्या अगोदरचा त्याच्याहीपेक्षा जास्त शक्तिदायक असे असतात. म्हणजेच गोड पदार्थांमुळे सर्वांत जास्त शक्ती मिळते आणि आंबट, खारट अशा चवींचे पदार्थ अनुक्रमे तुलनेने कमी बल देणारे असतात. तुरट पदार्थांमध्ये पौष्टिकता सर्वांत कमी असते.

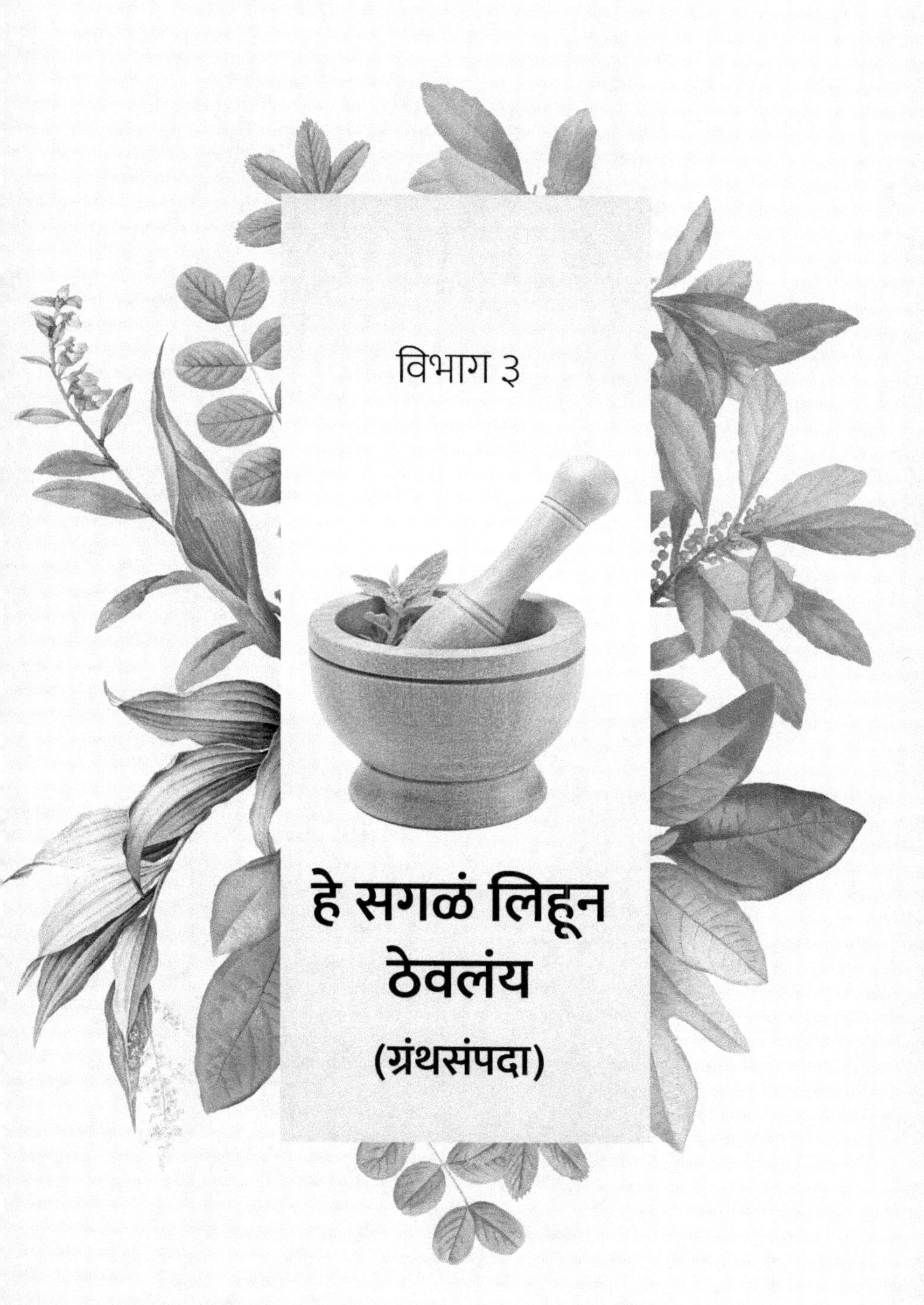
विभाग ३
हे सगळं लिहून ठेवलंय
(ग्रंथसंपदा)

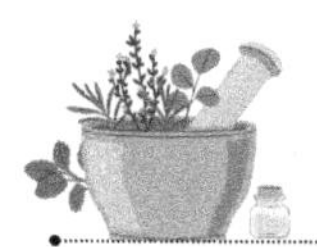

चरकसंहिता

आज एका वेगळ्या पुस्तकाबद्दल बोलायचे आहे. आयुर्वेदाचे विद्यार्थी अभ्यासासाठी हे पुस्तक वापरतात; पण आपला ऐतिहासिक ठेवा म्हणून याचे मूल्य आणि महत्त्व खूप जास्त आहे. फक्त आयुर्वेद क्षेत्रातील लोकांनाच नव्हे, तर प्रत्येकालाच या पुस्तकाची थोडीफार माहिती असायला हवी. कारण आपल्या भूमीवर घडून गेलेला हा इतिहास आहे. आयुर्वेदशास्त्राचा हा पाया आहे.

चरक, सुश्रुत, वाग्भट ही नावे कधी ना कधी आपल्या कानावरून गेलेली असतात. त्यातल्याच चरकसंहितेबद्दल आज आपल्याला माहिती करून घ्यायची आहे. कायचिकित्सा (मेडिसिन) या आयुर्वेद शाखेतील सर्वप्रथम आधारग्रंथ म्हणून चरकसंहितेचे नाव घेतले जाते. नाव चरकसंहिता असले, तरी या ग्रंथाचे मूळ रचनाकार चरकाचार्य नव्हेत. तीही एक कथाच आहे.

सुमारे चार हजार वर्षांपूर्वी हिमालयाच्या पायथ्याशी दूरदूरवरून आलेल्या महान ऋषिमुनींची एक सभा भरली होती. ऋषी आणि मुनी हे शब्द त्यावेळी संशोधक आणि ज्ञानी व्यक्तींसाठी वापरत.

सर्वांची समान समस्या होती, ती म्हणजे त्यांची सतत येणारी आजारपणे व त्यामुळे संशोधन कार्यात येणारे अडथळे. सभेमधल्या चर्चेनंतर असे लक्षात आले, की 'आयुर्वेद' नावाचे एक शास्त्र आहे. यानुसार आपण निरोगी राहू शकतो. रोग झालेच, तर प्रतिकारही करू शकतो; परंतु हे वैद्यकशास्त्र अद्याप संपूर्ण समाजामध्ये पसरलेले नव्हते. त्यासाठी भारद्वाज नावाच्या ऋषींची हे ज्ञान मिळवण्यासाठी योजना केली गेली. त्याप्रमाणे त्यांनी इंद्राकडून हे ज्ञान मिळवून आत्रेय या आपल्या शिष्याकडे जसेच्या तसे सुपूर्द केले. आत्रेय महर्षींनी आपले शिष्य तयार केले. त्यांपैकी अग्निवेश हे अधिक बुद्धिमान होते. गुरूकडून मिळालेल्या ज्ञानावर आपली बुद्धी, संशोधन आणि प्रयोग यांची भर घालून त्यांनी एका ग्रंथाची निर्मिती केली.

पुढे ज्ञानी आणि तज्ज्ञ गुरुवर्यांच्या सभेमध्ये या अग्निवेश तंत्राला मान्यताही मिळाली.

चरकसंहितेच्या निर्मितीची ही पहिली पायरी होती. यानंतर काही शतके गेली. चरक नावाचे एक महर्षी सतत देशोदेशी हिंडून ज्ञान मिळवत असत. त्यांनी या अग्निवेश तंत्रातील सूत्ररूप ज्ञानाचा विस्तार केला. स्वतःचा अनुभव, निरीक्षण, प्रयोग ; तसेच विद्वत् परिषदांमध्ये मान्य झालेल्या सिद्धांतांची त्यात भर घातली आणि हा ग्रंथ संपादित केला. हेच रूप पुढे चरकसंहिता म्हणून मान्यता पावले.

चरकसंहितेच्या निर्मितीची ही दुसरी पायरी होती. यानंतरही दोन-तीन शतके उलटली. दृढबल नावाच्या ऋषींनी याच चरकसंहितेमध्ये आणखी काही विषयांची भर घातली आणि या ग्रंथाला परिपूर्ण केले. म्हणजेच आज चरकसंहितेचे जे रूप दिसते, ते तीन टप्प्यांमध्ये तयार झालेले आहे.

रचनाकार - महर्षी अग्निवेश, संपादन - चरक महर्षींचे व परिपूर्णता - दृढबल ऋषींची. हा सर्व कालावधी सुमारे पंधराशे वर्षांचा आहे. तीन लेखकांचा यात सहभाग असूनही 'चरकसंहिता' म्हणूनच हा ग्रंथ प्रसिद्ध झाला.

आज आयुर्वेदाचा पहिला आधारग्रंथ म्हणून या ग्रंथाला व त्यातील सिद्धांतांना मान्यता आहे. आयुर्वेदातील हे मूलभूत सिद्धांत वापरून अनेक तज्ज्ञ आयुर्वेदिक व्यवसायिक आज यशस्वी चिकित्सा करत आहेत. चरक संहितेच्या निर्मितीचा हा सर्व इतिहास या ग्रंथाच्या सुरुवातीलाच स्पष्टपणे लिहून ठेवला आहे. (या कथेतील 'इंद्र' या व्यक्तीबद्दल अधिक विस्ताराने समजून घ्यायची गरज आहे. विस्तारभयास्तव येथे लिहिता येत नाही.)

चरकसंहितेसह आयुर्वेदाचे सर्वच ग्रंथ त्याकाळी प्रचलित असलेल्या भाषेत म्हणजेच संस्कृतमध्ये आहेत. ग्रंथरचनेची त्याकाळी जी पद्धत सर्वमान्य होती, तीच या ग्रंथातही दिसते. ग्रंथाची सुरुवात मंगलाचरणाने, त्यानंतर ग्रंथाचा विषय, ग्रंथाचे उद्दिष्ट आणि त्यानंतर ग्रंथकर्त्यांची थोडक्यात माहिती सांगून झाल्यावर सर्वप्रथम सूत्रस्थान असायचे. सूत्रस्थानात आयुर्वेदशास्त्राबद्दलची आणि एकंदरीतच ग्रंथात पुढे वर्णन केलेल्या सर्वच विषयांची आणि त्यातील मूलभूत सिद्धांतांची अगदी थोडक्यात तोंडओळख करून देण्यात यायची.

सूत्रस्थानाच्या शेवटच्या अध्यायात इथून पुढे ग्रंथामध्ये काय काय आहे, त्याची अनुक्रमणिका दिलेली असते. चरकसंहितेमध्येही हीच प्रथा पाळली गेली आहे. या सूत्रस्थानानंतर प्रत्येक ग्रंथ आपल्या विषयांनुसार अनेक स्थानांमध्ये म्हणजेच विभागांमध्ये विभागला जाई. चरकसंहिता एकूण आठ स्थानांमध्ये विभागली गेली आहे.

प्रत्येक स्थानामध्ये अनेक अध्याय आणि प्रत्येक अध्यायाला त्याच्या पहिल्या

शब्दानुसार नाव आहे.

सूत्रस्थानानंतर आलेल्या निदानस्थानात रोगाचे निदान (डायग्नोसिस) करण्यासाठी उपयुक्त अशी माहिती (निदानपंचक) आणि काही रोगांची कारणे, पूर्वरूपे, लक्षणे, तसेच संप्राप्ती (म्हणजे रोग उत्पन्न होण्याची घटना साखळी) यांच्या नोंदी करून ठेवल्या आहेत.

विमानस्थानात या आधी आलेल्या माहितीमध्ये आणखी काही भर घालून ती विस्ताराने सांगितली आहे.

'विशेषेण मीयते इति विमानम्।'

जास्त विस्तृतपणे उकल करून सांगितले जाणे म्हणजे विमान.

शारीरस्थानात शरीराच्या रचनेबद्दल आयुर्वेदिक दृष्टीकोन मांडला आहे. यातच गर्भ विज्ञान, प्रसूती आणि सूतिका या संदर्भातही माहिती आहे.

इंद्रियस्थान - या ठिकाणी इंद्रिय या शब्दाचा अर्थ अरिष्ट लक्षण. रुग्ण निश्चितपणे मरणार आहे, अशी काही लक्षणे या ठिकाणी सांगितली आहेत.

पूर्वी निदानस्थानात वर्णन केलेल्या रोगांचे आणि आणखीही काही रोगांचे उपचार चिकित्सास्थानात सांगितले आहेत.

कल्पस्थानात काही महत्त्वाची औषधे आणि त्यांचे निर्माणविधी आहेत.

आणि आठवे सिद्धिस्थान. यात पंचकर्मांची विस्तृत माहिती आहे. असे जरी असले, तरी विषयाचे वर्णन करत असताना ओघाने जर दुसरा विषय आला, तर त्या संदर्भात इतर माहितीसुद्धा त्याच अध्यायात अथवा स्थानात दिलेली आढळते.

प्रत्येक अध्यायाच्या सुरुवातीला आणि शेवटी आत्रेय महर्षींचा आदराने उल्लेख आहे आणि त्यांनी सांगितल्याप्रमाणे आम्ही हे लिहीत आहोत, अश्या अर्थाची वचने आहेत.

टीका म्हणजे स्पष्टीकरण. चरकसंहितेवरील 'चक्रदत्त टीका' अभ्यासकांमध्ये अधिक लोकप्रिय आहे. याव्यतिरिक्त अनेक टीका लिहिल्या गेल्या. चरकसंहितेची भाषा ही त्या काळातील प्रमाण भाषा म्हणजेच संस्कृत आहे. चरकसंहितेची भाषांतरे अनेक भारतीय भाषांमध्ये, तसेच परदेशी भाषांमध्येही झाली आहेत. मराठीतील भाषांतरांमध्ये वैद्य य. गो. जोशी यांनी केलेले भाषांतर व यशवंत टीकेमध्ये केलेले सूत्रांचे स्पष्टीकरण विशेष उल्लेखनीय आहे. विद्यार्थी, अध्यापक व अभ्यासक अशा सर्वांमध्ये ते लोकप्रिय आहे. याचाच हिंदी अनुवाद नुकताच प्रकाशित झाला आहे. वैद्य पी. एच. कुलकर्णी यांनी डिजिटल युगाशी जुळेल अशा पद्धतीने चरकसंहिता उपलब्ध करून दिली आहे. ती आपण गुगल प्लेस्टोअर वरून डाउनलोड करून घेऊ शकतो. आजच्या आधुनिक काळामधील हे मोठेच योगदान आहे.

अनेक महत्त्वाचे विषय जे आजच्या काळातही सुसंगत आहेत व प्रत्यक्षामध्ये परिणामकारक होतात, असेच विषय या पुस्तकात आहेत. आयुर्वेदाचे अभ्यासक तर याचे महत्त्व जाणतातच; परंतु बाकी सर्वांनीही आपल्या संस्कृतीमधला एक महत्त्वाचा वैद्यकीय ग्रंथ म्हणून याची दखल घेतली पाहिजे.

निदाने माधवः श्रेष्ठः सूत्रस्थाने तु वाग्भटः।
शारीरे सुश्रुतः श्रेष्ठः चरकस्तु चिकित्सिते।। - (वैद्यकीय सुभाषित साहित्य)

अर्थ : माधवकर या ग्रंथकर्त्यांचा 'माधवनिदान' हा ग्रंथ रोगनिदान या विषयामध्ये सर्वश्रेष्ठ मानला जातो. 'सूत्रस्थान' (म्हणजे आयुर्वेदशास्त्रातील सर्वच मूलभूत विषयांची थोडक्यात ओळख करून देणारा, प्रत्येक ग्रंथातील पहिला विभाग.) यासाठी 'अष्टांगहृदय' आणि 'अष्टांगसंग्रह' हे वाग्भटाचार्यांचे दोन्ही ग्रंथ उत्तम आहेत. शारीरस्थान म्हणजे शरीररचना विज्ञान. या विषयासाठी सुश्रुताचार्यांचा 'सुश्रुतसंहिता' हा ग्रंथ सर्वोत्तम मानला जातो, तर चिकित्सा (म्हणजेच आयुर्वेदातील शब्द कायचिकित्सा.) या विषयासाठी 'चरकसंहिता' हा ग्रंथ सर्वश्रेष्ठ आहे.

हे तर आपलेच!

आयुर्वेदातील 'नासा संधान विधी' म्हणजेच कापलेले नाक पुन्हा जोडण्याचे ऑपरेशन, याबद्दल काही कारणाने संदर्भ बघत असताना सविस्तर वाचनात आले. अगदी तपशीलवार माहिती असल्यामुळे उत्सुकतेने आजच्या अर्वाचीन ऑपरेशनच्या अधिकृत पुस्तकांमध्येही संदर्भ बघितला. (राइनोप्लास्टी / नेझल रिकंस्ट्रक्शन) आश्चर्याने थक्क झाले. 'अष्टांगहृदय' या ग्रंथाचा काळ इसवी सनाचे आठवे शतक आणि सुश्रुतसंहिता तर इसवी सनापूर्वीची.

इतक्या वर्षांपूर्वीपासून लिखित स्वरूपात जतन केलेली ही शस्त्रकर्माची पद्धत आहे. अर्थातच त्याकाळी प्रत्यक्षात अशी शस्त्रकर्मे मोठ्या प्रमाणात होत असावीत, याचाच हा पुरावा आहे. अष्टांगहृदयात अशाच स्वरूपाचा संदर्भ मोतीबिंदूच्या ऑपरेशनचाही मिळाला. (ज्याला 'कफज लिंगनाश' असे आयुर्वेदातील शास्त्रीय नाव आहे) मूढगर्भ म्हणजेच प्रसवाच्या वेळी नेहमीपेक्षा वेगळ्या, चुकीच्या बाजूने आलेला गर्भ (मालपोझिशन) या संदर्भातही सुश्रुतामध्ये जे उपचार सांगितले आहेत, तेच सैद्धांतिक भाग (बेसिक प्रिन्सिपल्स) म्हणून घेऊन आजच्या आधुनिक वैद्यकशास्त्राच्या पुस्तकांमध्येही आहेत.

शस्त्रकर्म करण्यापूर्वी यंत्र आणि शस्त्रांच्या निर्जंतुकीकरणाबद्दतही तेच. अशीच प्रत्येक शाखेत अनेक उदाहरणे आहेत. म्हणूनच नेहमी प्रश्न पडतो, की हे खरेच आधुनिक ज्ञान आहे की हजारो वर्षांपूर्वीच्या आपल्याच ज्ञानाचा हा इंग्रजाळलेला सुधारित अवतार आहे?

'हे तर आमच्याकडे आधीपासूनच होते' किंवा 'हा शोध तर हजारो वर्षांपूर्वी आमच्याच पूर्वजांनी लावला आहे.' या वाक्यांची आत्तापर्यंत भरपूर खिल्ली उडवून झाली आहे. आता गरज आहे ती थोडे गांभीर्याने हे सर्व सिद्ध करण्याची आणि जिथे हा शोध येऊन थांबेल, त्याच बिंदूवरून त्या त्या विषयातल्या तज्ज्ञांनी पुढे

जाण्याची. अन्यथा इतिहास साक्षी आहे, की जेव्हा जेव्हा राजकीय आणि सामाजिक उलथापालथी झाल्या आहेत, तेव्हा तेव्हा आपल्याकडे जन्माला आलेले आणि विकसित झालेले ज्ञान एकतर नष्ट केले गेले किंवा चोरून नेले गेले. इतर देशांतून थोडेफार फरक करून ते त्यांचेच म्हणून नवीन शोध लावल्यासारखे जगासमोर आले. यानंतर जे जे पाश्चिमात्य किंवा जे जे परक्यांचे ते ते चांगले, असे मत आपल्याच पिढ्यांवर पुन्हा पुन्हा बिंबवले गेले.

आयुर्वेदात तर असे हजारो दाखले आहेत, की हजारो वर्षांपूर्वीच्या आयुर्वेदिक ग्रंथात जे सांगितले आहे, ते जवळपास तसेच्या तसेच आधुनिक विज्ञानाच्या वैद्यकीय पुस्तकांमध्ये आढळते. संगीतकला आणि त्याचे शास्त्र हे खिलजीच्या आक्रमणापूर्वी आपल्याकडे अत्यंत प्रगत होते, हे थेट भरतमुनींच्या नाट्यशास्त्रापासून आणि शारंगदेवाच्या संगीत रत्नाकरापर्यंत आणि अशाच अनेक ग्रंथांमधून पुराव्यासह सिद्ध होते. ध्रुपद गायकी, ख्याल गायकी, गोपाल नायक, अमीर खुसरो या नावांच्या आसपास ज्या कथा आहेत, त्या हेच तर सांगतात. असेच आपल्या अन्य प्रगत शास्त्रांबाबतही आहे. किती म्हणून उदाहरणे द्यावीत?

प्राचीन मंदिरांमध्ये आपले हे पुरातन ज्ञान दगडांवर कोरून ठेवले आहे. सध्या यूट्युबवर प्रसिद्ध असलेल्या प्रवीण मोहन या विश्लेषकाने याबाबत भरपूर व्हिडिओ बनवून त्यावर उत्तम प्रकाश टाकला आहे.

सरकारी पातळीवर याबाबत जे होईल ते होईल; पण या बाबतीत जागरूक राहणे, माहिती मिळवणे, कमीतकमी याची खिल्ली तरी न उडवणे, एवढे तर आपण करूच शकतो.

◆◆◆

पुस्तकस्था तु या विद्या परहस्ते गतं धनम्।
कार्यकाले समुत्पन्ने न सा विद्या न तद् धनम्॥ चाणक्य नीती

अर्थ : (समजून न घेता केवळ) पुस्तकातच राहिलेले ज्ञान, आणि दुसऱ्याच्या ताब्यात असलेले (आपले) धन यांचा उपयोग संकटकाली होत नाही.

(म्हणून विद्या ही नेहमी आत्मसात केली पाहिजे, आणि धनाचे संरक्षण केले पाहिजे. धनाप्रमाणेच विद्येचेही संरक्षण केले पाहिजे.)

रिफर्ड टू सर्जरी

केवळ औषधी उपचारांनी बरा होणारा रोग नसेल, तर शस्त्रकर्मासाठी शल्यकर्म तज्ज्ञाकडे जाण्याचा सल्ला रुग्णाला देणे म्हणजेच रिफर्ड टू सर्जरी. आज अनेक वैद्यक व्यावसायिक अशा शिफारशी करताना दिसतात. हेच वाक्य आयुर्वेदात 'धान्वंतरेयाणां इदं अधिकार:।' या रूपात अनेक आयुर्वेदिक ग्रंथांमध्ये आले आहे. या संस्कृत वाक्याचा अर्थ परत एकदा बघू या.

धन्वंतरी संप्रदाय याचा अर्थ अष्टांग आयुर्वेदाची एक उपशाखा. म्हणजेच शल्यतंत्र. (शस्त्रकर्मे करून रोग बरा करणारी शाखा.) या शाखेतील तज्ज्ञ, चिकित्सा करणारे ते धान्वंतरेय. काही व्याधींमध्ये केवळ औषधोपचार व पंचकर्मांचा उपयोग होत नाही. शस्त्रकर्म करूनच जे बरे होतील, अशा अनेक व्याधींचा आयुर्वेदामध्ये उल्लेख आहे. जसे व्रणशोथ (ॲब्सेस), ग्रंथी, गुल्म (सिस्ट अँड बिनाइन ग्रोथ्स), अर्बुद (सिस्ट अँड मॉलिग्नंट ग्रोथ्स), मूढगर्भ (माल्प्रेझेंटेशन) स्तनविद्रधी (ब्रेस्ट ॲब्सेस), अर्श (हिमेरॉइड्स), कफज लिंगनाश(मोतीबिंदू-कॅटरॅक्ट), अस्थिभंग (फ्रॅक्चर्स) आणि असे अनेक.

अशावेळी या शाखेमध्ये तज्ज्ञ असलेल्या व्यक्तीकडे रुग्णाला पाठवावे, असा सल्ला 'धान्वंतरेयाणां इदं अधिकार:।' या वाक्याने काही हजार वर्षांपूर्वी लिहिलेल्या ग्रंथांमध्ये दिलेला आढळतो.

आयुर्वेदात शस्त्रकर्मे नाहीत, असा ओरडा करणाऱ्यांना याहून चांगले उत्तर अथवा पुरावा दुसरा कुठला देता येईल? प्रत्यक्ष शस्त्रकर्मांबद्दलचे जे मूलभूत सिद्धांत त्यावेळी ग्रंथात सांगितलेले आहेत, तेच आधुनिक शास्त्राचे शल्यतज्ज्ञ पाळताना आजही दिसतात. काळानुसार तपशिलांमध्ये काही बदल झाले असले, तरी मूळ सिद्धांत तेच आहेत आणि आजही ते प्रत्यक्षावर खरे उतरत आहेत. आधुनिक शल्यतंत्राच्या इंग्रजी पुस्तकांच्या पहिल्या पानावर शल्यतंत्राचा जनक (पायोनीयर

ऑफ द सर्जरी) म्हणून 'सुश्रुताचार्यां'चे नाव आढळते.

आयुर्वेदाच्या सध्या चालू असलेल्या पदवी व पदव्युत्तर अभ्यासक्रमातही आयुर्वेदासोबतच काळानुसार बदललेल्या शल्यतंत्रांचाही समावेश आहे. केंद्रीय चिकित्सा परिषदेने नेमून दिलेले अभ्यासक्रम पाहिले, तर ही गोष्ट सहज लक्षात येईल. प्रत्यक्षातही अनेक कुशल आयुर्वेदिक शल्यतज्ज्ञ उत्तम शस्त्रक्रिया करत असल्याचे आढळून येत आहेत.

शस्त्रकर्मांचे जे मूलभूत आठ प्रकार (छेदन, भेदन, एषण इत्यादी) सुश्रुत संहितेमध्ये सांगितले आहेत, त्यापेक्षा वेगळा असा नववा प्रकार आजही आधुनिक शास्त्राच्या शल्यतज्ज्ञांनासुद्धा माहीत नाही. त्यांचीही सर्जरी या आठमध्येच फिरत आहे. शस्त्रकर्म करण्यापूर्वी यंत्रे, शस्त्रे व सर्व उपकरणे यांची अग्नीच्या साहाय्याने शुद्धता करून खबरदारी घेण्यास सुश्रुताचार्यांनी सांगितले आहे. तशी ती योग्यप्रकारे न केल्यास त्याचे परिणाम काय होतील, याचेही सविस्तर वर्णन त्यांनी केले आहे.

आजचे आधुनिक शल्यतंत्रज्ञसुद्धा एकाच ऑपरेशन थिएटरमध्ये ऑपरेशन झालेल्या रुग्णांमध्ये वारंवार इंफेक्शन होते, असे आढळल्यास सर्वप्रथम ऑपरेशन थिएटर आणि सर्व यंत्रे, शस्त्र, उपकरणे यांचे स्टरलायझेशन तपासतात. स्टरलायझेशनसाठी आजही खूप ठिकाणी अग्निसंस्कारच केले जातात. जाळणे, उकळणे, ऑटोक्लेव करणे हे सर्वसामान्य उपाय. याशिवाय केमिकल स्टरलायझेशनसुद्धा असते. काळानुसार तपशिलात बदल झालेत, परंतु त्याचे मूलभूत तत्त्व एकच. ऑपरेशननंतर शरीरात किंवा ऑपरेशनच्या जखमेमध्ये पू होणे, याचा थेट संबंध सुश्रुताचार्यांनी शस्त्रांच्या शुद्धीशी जोडला आणि त्यांनी सांगितलेले कारण आजही प्रत्यक्षात आपल्याला दिसते.

व्रणाचे प्रकार व उपचार, सीवनकर्म (सूचरिंग) त्याचे प्रकार, ते केव्हा करावे, केव्हा करू नये, त्यासाठी लागणारी यंत्र-शस्त्रे, नासा संधान (राइनोप्लास्टी) मोतीबिंदू आणि यांसारख्या अशा अनेक गोष्टी आहेत की, ज्या सुश्रुतसंहितेच्या काळात जशा केल्या जात, त्यात फारसा बदल झालेला नाही. मूलभूत तत्त्व अजूनही तेच आहे.

अर्श, भगंदर (पाइल्स अँड फिस्टुला) यांसारख्या विकृतींवर क्षारसूत्रासारखे उपचार तर केवळ आयुर्वेदाचीच देणगी आहे. आजच्या काळाची मानके लावून शल्यतंत्रातील अशा अनेक गोष्टी आजच्या काळातही प्रत्यक्षपर संशोधनाने उपयोगी सिद्ध होत आहेत.

आज असे अनेक आयुर्वेदिक शल्यविशारद व्यवसायात यशस्वी होताना दिसत आहेत. हे सर्व डोळ्यांसमोर असूनसुद्धा 'आयुर्वेदात सर्जरी नाही', 'आयुर्वेदिक

पदवीधारकांना ऑपरेशन करू देऊ नये' असे आवाज अधूनमधून उठतच असतात. अगदी न्यायालयापर्यंत या गोष्टी पोचतात. यामागे काय कारण असावे?

♦♦♦

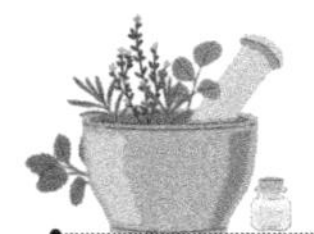

मनासाठी सर्वश्रेष्ठ

'मन' या विषयावर आयुर्वेदात खूप विस्तृतपणे विचार केलेला आहे. मन म्हणजे काय? शरीरात ते येते कधी? ते विकसित कसे होते? पूर्णतः प्राकृत मन आणि मनातले काही बिघाड काय असतात? त्याची लक्षणे काय, त्याच्यावरचे उपचार काय याबद्दलही खूप सविस्तर चर्चा आणि निर्देश सर्वच आयुर्वेदिक संहितांमध्ये दिलेले आहेत. आज याचाच एक छोटासा भाग पाहायचा आहे.

'युञ्जःपुरुषीय' अशा भरभक्कम नावाचा एक अध्याय चरकसंहितेमध्ये आहे. (च.सू. २५/४०) हाच विषय 'अग्र्यसंग्रहणीय' या नावाने अष्टांग संग्रहामध्येही आला आहे. त्या त्या गटात सर्वश्रेष्ठ असलेल्या गोष्टींची येथे यादी मिळते. सुमारे दीडशेच्या आसपास (नेमके सांगायचे तर १५७.) असे गट आणि त्या गटातील सर्वश्रेष्ठ म्हणजेच अग्र्य, म्हणजेच एक नंबर अशी गोष्ट. अशी ही यादी आहे. या यादीतील काही गोष्टी 'मन' या संदर्भातसुद्धा आहेत. म्हणून तेवढ्याच तुमच्यासाठी उचलून आणल्या आहेत. बघू या, तीन-साडेतीन हजार वर्षांपूर्वी सांगितलेले हे सगळे आजपण सुसंगत (रिलेवंट) आहे, की कालबाह्य झाले आहे.

१. विषादः रोगवर्धनानां (श्रेष्ठः)

विषाद म्हणजे मनाची खिन्नता. मन उदास असेल, तर असलेला रोग वाढवण्यात याचा नंबर पहिला आहे. विशेषतः आजच्या जागतिक महामारीच्या काळात सकारात्मकतेचा सगळीकडे डंका वाजत असताना तर हे विधान पटतेच पटते.

२. हर्षः प्रीणनानां (श्रेष्ठः)

हर्ष म्हणजे आनंद आणि प्रीणन याचा अर्थ तृप्ती, संतोष, तरतरी येणे, शरीराची टवटवी. मन आनंदी असेल, तर रोगांची शक्तीही कमी होते असा याचा अर्थ आहे.

३. शोक: शोषणानां (श्रेष्ठ:)

दु:खातून बाहेर येण्याचीही एक वेळ आहे. सतत शोकच करत राहिले, तर मनाची ही अवस्था शरीराचेही शोषण करते. म्हणजेच शरीर सुकत जाण्याचे मुख्य कारण अतिशोक हे आहे.

४. सौमनस्यं गर्भधारणानां (श्रेष्ठ:)

मनाची समाधानी, समतोल अवस्था, तसेच स्त्री-पुरुषांमधील सामंजस्य हा गर्भधारणा होण्यातील महत्त्वाचा भाग आहे. आजच्या काळात विशेषत: वंध्यत्वाचे रुग्ण पाहत असताना याची सत्यता जाणवते.

५. मद्याक्षेपो धीधृतिस्मृतिहराणां (श्रेष्ठ:)

मद्यपानाचा अतिरेक हा धैर्य, बुद्धी आणि स्मरणशक्ती यांचा प्रथम क्रमांकाचा शत्रू आहे. याबाबत स्पष्टीकरणाची गरज आहे का ?

६. पराघातनं अन्नअश्रद्धा जननानां (श्रेष्ठ:)

अन्नावरची वासना जाण्याचे सर्वात महत्त्वाचे कारण म्हणजे दुसऱ्याचा घात करणे किंवा हत्या होत असताना पाहणे. (जेवताना टीव्हीवर काय लावू नये, यासाठी हे आहे.)

७. संकल्पो वृष्याणां (श्रेष्ठ:)

मनाने मिलनाची कल्पना करणे, स्त्रीची मनाने इच्छा करणे. हे वृष्य म्हणजे क्लीबतानाशक उपचारांमध्ये सर्वात वरचे आहे.

८. दौर्मनस्य अवृष्याणां (श्रेष्ठ:)

मन व्यथित असणे, हे क्लैब्याचे महत्त्वाचे कारण आहे.

९. निवृत्ति: पुष्टिकराणां (श्रेष्ठ:)

मनाची निवृत्ती म्हणजेच अलिप्तता (डिटॅचमेंट , समभाव) ही शरीरपुष्टीसाठी श्रेष्ठ आहे.

१०. लौल्यं क्लेशकराणां (श्रेष्ठ:)
हावरटपणा, लालसा या गोष्टी कष्ट देणाऱ्यांमध्ये वरच्या क्रमांकावर आहेत.

११. अनिर्वेदोवार्तलक्षणानां (श्रेष्ठ:)
मनाची प्रसन्नता असणे हे निरोगी असल्याचे सर्वप्रथम लक्षण आहे. (विशेषतः लहान मुलांमध्ये हे फार चटकन लक्षात येते.)

१२. असमर्थता भयकराणां (श्रेष्ठ:)
कृती करण्यास असमर्थ असणे, हे भीती वाटण्याचे सर्वप्रथम कारण आहे.

१३. सर्व संन्यास: सुखानां (श्रेष्ठ:)
सर्व कर्मांचा (कर्मफलांचा) त्याग हे सर्व सुखांमध्ये श्रेष्ठ सुख आहे.

आयुर्वेदात मनाबद्दल आणखीही खूप काही विचार करून ठेवला आहे. ही अगदी थोडक्यात दाखवलेली झलक आहे. आपले आरोग्य राखण्यासाठी आपण या माहितीचा प्रत्यक्षात उपयोग करून घेऊ शकतो.

❖❖❖

यदा तु मनसि क्लांते कर्मात्मान: क्लमान्वित:।
विषयेभ्य: निवर्तन्ते तदा स्वपिति मानव॥

अर्थ : आपली अनेक कामे करून मन जेव्हा थकते, आणि आपल्या विषयांपासून निवृत्त होते, तेव्हा माणसाला झोप येते.

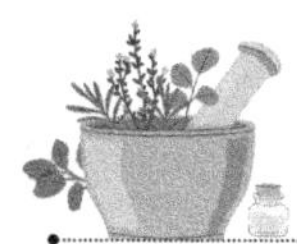

आयुर्वेद नावाच्या लेण्यातील शब्दशिल्पे

दगडांमध्ये कोरलेली आणि काही शतकांपासून ते काही हजार वर्षे जुनी लेणी आपल्या देशात सर्वत्र आढळतात. आपल्या प्रमाणबद्धतेसाठी आणि सौंदर्यांसाठी जसा त्यांचा बोलबाला आहे, तसेच दगडांवर कोरल्यामुळे ती शाश्वत आहेत, असेही मानले जाते. एवढेच नाही, तर दगडांवर कोरलेला तो आपला इतिहास आहे, असाही अनेक संशोधकांचा आणि विचारवंतांचा दावा आहे. युट्यूबवर प्रसिद्ध असलेले प्रवीण मोहन अशा अनेक लेण्यांमधील आणि मंदिरांमधील शिल्पांमधून कोरलेला आपला इतिहास त्यांच्या व्हिडिओंमधून उलगडून दाखवत असतात.

आयुर्वेदाला लेण्यांची उपमा दिली, याचे कारण दोन्हींमधले साम्य हे केवळ शास्त्रीयता, त्यांचे वय आणि काळावर मात करून स्वतःचे अस्तित्व टिकवणे एवढ्यापुरतेच मर्यादित नाही, तर सौंदर्य आणि कला यांचीही रेलचेल आयुर्वेदिक संहिता ग्रंथांमध्ये आपल्याला आढळते. आयुर्वेदातील सिद्धांत हे आज लिखित स्वरूपात आपल्याला बघायला मिळतात. हे सर्व सिद्धांत त्या काळातील शास्त्रज्ञांनी (त्याकाळी त्यांना ऋषी, मुनी, महर्षी असे म्हणत.) स्वतः पारखून, अनेक प्रयोग करून निरीक्षणे घेऊन, पडताळून, आधी स्वतः सिद्ध केले. त्यानंतर त्यांनी या क्षेत्रातील त्यांच्यापेक्षा ज्येष्ठ आणि श्रेष्ठ व्यक्तींकडून मान्यता मिळवली आणि नंतरच ग्रंथांमध्ये लिखित स्वरूपात या सिद्धांतांचा समावेश झाला.

ग्रंथलेखनाची ही पद्धत चरकसंहितेमध्ये पहिल्याच काही अध्यायांमध्ये स्पष्ट केली आहे. त्यामुळे आंधळेपणाने किंवा केवळ आदर आहे म्हणून त्यावर विश्वास न ठेवता प्रत्यक्षात डोळसपणे जे वैद्य या सिद्धांताचा उपयोग करतात, त्यांना निश्चितपणे यश मिळतेच मिळते. हा आजच्या यशस्वी आयुर्वेदिक सल्लागारांचा अनुभव आहे. आजच्यासारखी लेखनसामग्रीची आणि लेखनाच्या तंत्रज्ञानाची उपलब्धता त्याकाळी मुबलक स्वरूपात नव्हती किंवा नसावी. यासाठी आयुर्वेदिक ग्रंथ हे सूत्ररूपात

आहेत.

दुसरेही एक कारण आहे. गुरूकडून शिष्यांकडे असा या ज्ञानाचा प्रवास होताना पाठांतर हे साधन मुख्यतः वापरले जाई. या पाठांतरासाठी सोपे पडावे म्हणून ग्रंथांची रचना ही सूत्ररूपात झाली. सूत्र या शब्दाचा अर्थ कमीत-कमी शब्दांत जास्तीत-जास्त आशय उलगडून सांगणारे वाक्य.

(अल्पाक्षरत्वे सति बहु अर्थ बोधकत्वं सूत्रत्वं।)

आयुर्वेद नावाच्या लेण्यांमधली शब्दशिल्पे असे जे म्हटले आहे, ती हीच सूत्रे. अनेक सूत्रांमध्ये मात्रांचा हिशोब अगदी नेमका जुळवल्यामुळे सुरेल अशी गेयता आलेली आहे. त्यामुळे ते पाठ करायला विद्यार्थ्यांना अगदी सोपे जाते. शिक्षणाच्या पहिल्या काही वर्षांतच पाठ केलेली अशी महत्त्वाची सूत्रे पुढे आयुष्यभर लक्षात राहतात आणि साथ देतात, हासुद्धा अनेक आयुर्वेद व्यावसायिकांचा अनुभव आहे.

'अष्टांगहृदय' हा ग्रंथ तर संपूर्ण पद्यरूपातच आहे. अलंकारांमुळे जसे व्यक्तीचे सौंदर्य वाढते, तसेच आयुर्वेदसंहितांमध्ये उदाहरणे देताना उपमा अलंकार, यमक मात्रा वृत्ते यांचीसुद्धा लयलूट आढळते. त्यातल्याच एकाचा आज आपण परिचय करून घेणार आहोत.

माता आणि पिता या दोघांपासून वेगळा असा एक तिसराच जीव निर्माण होतो, म्हणजेच गर्भसंभव होतो. यासाठी कशाकशाची गरज असते, हे सांगण्यासाठी झाडाच्या अंकुराचे उदाहरण दिले आहे. ते सूत्र असे -

'ध्रुवं चतुर्णां सान्निध्यात् गर्भः स्याद् विधिपूर्वकः।
ऋतुक्षेत्राम्बुबीजानां सामग्र्यात् अंकुरो यथा॥' - (सु. शा. २/३३)

अर्थ : शरीरात नवीन जिवाचे अंकुरण म्हणजेच गर्भधारणा होण्यासाठी कशाकशाची आवश्यकता असते ? तर एक नवीन रोप रुजण्यासाठी बाह्य जगात ज्या गोष्टी गरजेच्या आहेत, त्यांचीच. ऋतू, क्षेत्र, अंबु, बीज आणि याबरोबरच पाचवा घटक म्हणजे या सर्वांचा सुयोग्यरितीने जमलेला मेळ किंवा संयोग.

(ऋतू म्हणजे अनुकूल काळ, क्षेत्र म्हणजे जमीन किंवा आधार, अंबु म्हणजे पाणी (पोषण करणारा भाग) आणि बीज, ज्याच्यामध्ये अगदी सूक्ष्म रूपात एक संपूर्ण नवीन जीव बनवण्याचे सर्व अंश असतात.)

आता गंमत पाहा.

वनस्पतींच्या जगातील अंकुराच्या निर्मितीचे उदाहरण देऊन एक साधे सरळ विधान केलेले आहे, की या पाच गोष्टी असल्या, तर ध्रुवं म्हणजे निश्चितपणे

गर्भधारणा होईलच होईल. आता या एकाच सूत्रातून आणखी किती अर्थ निघतात, ते पाहू -

१. जर असे आहे, तर गर्भधारणा होत नसेल. अर्थात वंध्यत्वासारखी परिस्थिती असेल, तर त्याचे कारणही या पाचपैकीच एका किंवा अधिक घटकांमध्ये शोधावे लागेल.

२. दुसरा अर्थ असा, की जर कारण या पाच घटकांपैकीच आहे, तर उपचारसुद्धा याच पाच घटकांमध्येच योग्य तिथे करावे लागतील.

३. तिसरा अर्थ असा, की जर एखाद्याला गर्भधारणा होणे नको असेल, तर या पाच घटकांपैकीच एक किंवा अधिक घटक कृत्रिमरित्या विकृत करावे लागतील.

आजचे आधुनिक स्त्रीरोग आणि प्रसूती विज्ञानसुद्धा फर्टिलायझेशन, कॉजेटिव्ह फॅक्टर्स ऑफ इन्फर्टिलिटी, मॅनेजमेंट ऑफ इन्फर्टिलिटी, मोड ऑफ ॲक्शन ऑफ कॉन्ट्रासेप्टिव्हज या सगळ्यांबद्दल विचार करताना यापेक्षा वेगळे असे काहीच करत नाही. अशीच अनेक उदाहरणे आयुर्वेदात पावलोपावली आढळतात. विस्तार भयामुळे जास्त उदाहरणे देता येत नाहीत. याच पुस्तकातील 'दोन आश्रय आणि तीन कारणे' तसेच 'इंद्रियांना शिस्त लावू', 'कळतंय पण वळत नाही' अशा लेखांमधून थोडी झलक मिळू शकेल.

◆◆◆

'शास्त्रं ज्योतिः प्रकाशार्थं दर्शनं बुद्धिरात्मना।'

अर्थ : कुठलेही शास्त्र हे ज्ञानाच्या मार्गावर प्रकाश देण्यासाठी लावलेल्या दिव्याप्रमाणे काम करते. या प्रकाशात स्वतःच्या बुद्धीच्या साहाय्याने पाहून मार्गक्रमण करावे लागते.
(शास्त्राचा अर्थ योग्य तोच लावण्यासाठी स्वतः सारासार विचार करावा लागतो. नुसतेच पुस्तकात दिलेले वाचणे अथवा पाठ करणे म्हणजे विषय समजणे नव्हे.)

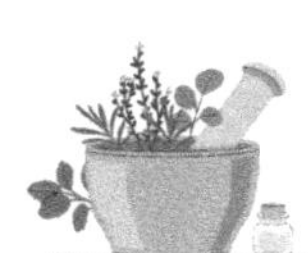

कॉन्फरन्स, सेमिनार्स, वर्कशॉप्स, चर्चासत्र, तद्विद्यसंभाषा

आजच्या काळात सेमिनार्स आणि कॉन्फरन्सेसमध्ये जे चालते, (किंवा जे होणे अपेक्षित असते.) तेच पूर्वी म्हणजे काही हजार वर्षांपूर्वीपासून 'तद्विद्यसंभाषा' या नावाने चालत असे. अनेक तज्ज्ञांनी एकत्र येऊन एखाद्या विषयावर चर्चा करणे, आपापल्या ज्ञानाचे आणि संशोधनाचे आदानप्रदान करणे. काही समस्या असतील, तर त्यावरील उपायांचे अनेक पर्याय तपासणे, काही ठोस निष्कर्ष काढणे, या सगळ्या प्रक्रियेला 'तद्विद्यसंभाषा' असा आयुर्वेदात शब्द आहे. थोडक्यात आजच्या काळातले सेमिनार्स.

खुल्या चर्चेचे आयुर्वेदाला कधीच वावडे नव्हते आणि नाही. चरकसंहितेची सुरुवातही अशाच एका सभेपासून झाली आहे. तज्ज्ञांनी एकत्र येऊन चर्चा करणे, शंका उपस्थित करणे, त्यांचे एकीय मताने निरसन करणे, मतमतांतरे असणे, प्रत्येक मताचा आदर करून तो लिखित स्वरूपात संहितेमध्ये समाविष्ट करणे, या सर्व गोष्टी आयुर्वेदाच्या सगळ्या मूळ आधार ग्रंथांमध्ये जागोजागी सापडतात. आत्रेय महर्षींकडून मिळालेल्या ज्ञानाला अग्निवेश ऋषींनी लिखितसंहितेचे रूप दिले. त्यावर चरक महर्षींनी संपादकीय संस्कार केले, काही बदल केले, काही भाग संक्षिप्त केला, तर काही ठिकाणी भर घातली. यानंतरही दृढबल ऋषींनी त्यात आणखी काही विषय समाविष्ट करून या संहितेला परिपूर्ण केले. असा ग्रंथ 'चरकसंहिता' म्हणून मान्य झाला. यातील प्रत्येकाने मिळवलेले ज्ञान, त्यावर स्वतःच्या पद्धतीने संस्कार करणे, निरीक्षणे, प्रयोग, निष्कर्ष आणि विद्वत् सभेमध्ये गुरुजनांकडून मिळालेली मान्यता या सर्व गोष्टी यात येतात.

हे सेमिनार किंवा चर्चासत्रे म्हणजेच तद्विद्यसंभाषा कशा असाव्यात आणि कशा नसाव्यात, त्यांची सुरुवात कशी असावी, आपली मते कशी मांडावी, दुसऱ्यांच्या मतांचे खंडन कसे करावे, क्रम कसा असावा, शेवट कसा व्हावा या सर्व गोष्टींचे

नियम ठरलेले होते. याचे एक शास्त्रच त्याकाळी होते. आजच्या प्रमाणेच तेव्हासुद्धा दोन प्रकारचे लोक आढळून येत. अशा सत्रांमधून काही सकारात्मक बाहेर पडावे, अशी इच्छा काहींना असे. असे लोक 'संधाय संभाषा' पद्धतीच्या मागनि जात. ज्यांना फक्त आपण विद्वान आहोत, हे दाखवण्यातच रस असेल आणि वाद घालण्याकडेच फक्त कल असेल, अशा लोकांच्या चर्चासत्रांना 'विगृह्य संभाषा' असे नाव दिले जात असे.

संधाय संभाषांमधून शास्त्राला आणि समाजाला उपकारक असे काही बाहेर पडत असे, तर विगृह्य संभाषांमधून कंठशोष आणि मनोरंजन याशिवाय काहोही हाती लागत नसे. सर्व संहिताग्रंथांमध्ये अशा विद्वत सभांचे सविस्तर वर्णन आहे. चरकसंहितेत विमान स्थानाच्या आठव्या अध्यायात या सगळ्या प्रक्रियेबद्दल सविस्तर ऊहापोह केला आहे.

अशा तद्विद्य संभाषा वारंवार, तसेच आवश्यकतेनुसार घेतल्या जाव्यात आणि एकाच क्षेत्रातील व्यावसायिकांनी, तज्ज्ञांनी वारंवार एकत्र येऊन त्यांचा संवाद व्हावा, असे मत व्यक्त केले आहे. (भिषक् भिषजासह संभाषेत। च.वि.८)

तद्विद्य संभाषेचे फायदे पुढीलप्रमाणे सांगितले आहेत -

ज्ञान वाढते, ज्ञानाच्या संबंधात एक निरोगी स्पर्धेचे वातावरण निर्माण होते. आपल्यापेक्षा अधिक अनुभवी व्यक्तींचे ऐकून आपल्यालाही त्या विषयात आणखी पुढे जाता येते. सभेमध्ये धीटपणे आपले विचार मांडता येऊ लागतात. यातूनच बोलण्याची कला (आपले म्हणणे इतरांना पटवून देणे.) म्हणजेच वचनशक्ती वाढू लागते. पूर्वीच्या ज्या शंका असतील, त्यांचे निरसन होऊ लागते. काही गोष्टींच्या बाबतीत विचार धूसर असतील, तर ते स्पष्ट होऊन त्यांचे दृढनिश्चयामध्ये रूपांतर होऊ लागते. आपली मते निश्चित होऊ लागतात. यापूर्वी न ऐकलेले, माहीत नसलेले विषयही कानावरून जातात. अशा सभांमध्येच गुरू आणि शिष्यांच्या भेटी होतात. त्यामुळे दोघांचीही मने प्रसन्न होतात. शिष्याची झालेली प्रगती पाहून गुरूसुद्धा आपल्याकडील ज्ञान आणि अनुभवांची अनेक रहस्ये उलगडू लागतात. अशाच सभांमधून अनेक पंडितांचे पांडित्य प्रकाशमान होते. त्यांना मान्यता मिळू लागते. म्हणून सर्व जाणते लोक अशा तद्विद्यसंभाषांचे कौतुकच करतात.

आजही जगभर सर्वत्र सेमिनार्स, कॉन्फरन्सेस, चर्चासत्रे, वर्कशॉप्स अशा वेगवेगळ्या नावांनी हेच तर होत असते. या सगळ्या गोष्टींचे वारंवार आयोजन केले जाते आणि सगळ्या सरकारांकडून अगदी विद्यापीठ पातळीपर्यंतसुद्धा याला प्रोत्साहन दिले जाते. आजही या सगळ्यांचा उद्देश चरकसंहितेत सांगितल्यापेक्षा वेगळा थोडाच आहे?

आम्ही म्हणतो तेच खरे आणि इतर सर्व थोतांड अशी आयुर्वेदाची कुठेही भूमिका कधीच नव्हती आणि नाही. आयुर्वेदाचा अभ्यास ज्याने केला आहे, त्याला हे सर्व माहीत असते. त्याप्रमाणे हा अभ्यासक चालत असतो व चिकित्सेमध्ये यशस्वीसुद्धा होत असतो. हे सर्व असूनसुद्धा प्रत्यक्षात अनंत वेळा प्रचिती देऊन स्वतःला आजच्या काळातही सिद्ध करत असलेल्या वैद्यकशास्त्राला 'छद्मशास्त्र' असे जे म्हणतात, त्यांची खरोखरच कीव येते.

◆◆◆

वैद्यसमूहः निःसंशयकराणां- तद्विद्यसंभाषा बुद्धीवर्धनानां। (श्रेष्ठः)

(च.सू. २५/४०)

अर्थ : शास्त्र आणि प्रत्यक्ष अभ्यास यात जर काही शंका असतील, तर त्याचे निरसन करण्यासाठी वैद्यसमूह ही सर्वात योग्य अशी जागा आहे. त्याच क्षेत्रातील ज्येष्ठ, श्रेष्ठ आणि नव्या-जुन्या अशा सर्व मंडळींनी एकत्र बसून चर्चा करणे हा सगळ्यात उत्तम उपाय आहे. अशी तद्विद्यसंभाषा हे बुद्धी वाढवण्याचे सर्वोत्तम साधन आहे.

(चरकसंहितेमध्ये सूत्रस्थान २५व्या अध्यायात त्या-त्या गटात सर्वश्रेष्ठ असलेल्या गोष्टींची यादी मिळते. सुमारे दीडशेच्या आसपास नेमके सांगायचे, तर १५७. असे गट आणि त्या गटातील सर्वश्रेष्ठ, अग्र्य म्हणजेच एक नंबर अशी गोष्ट. अशी ही यादी आहे.)

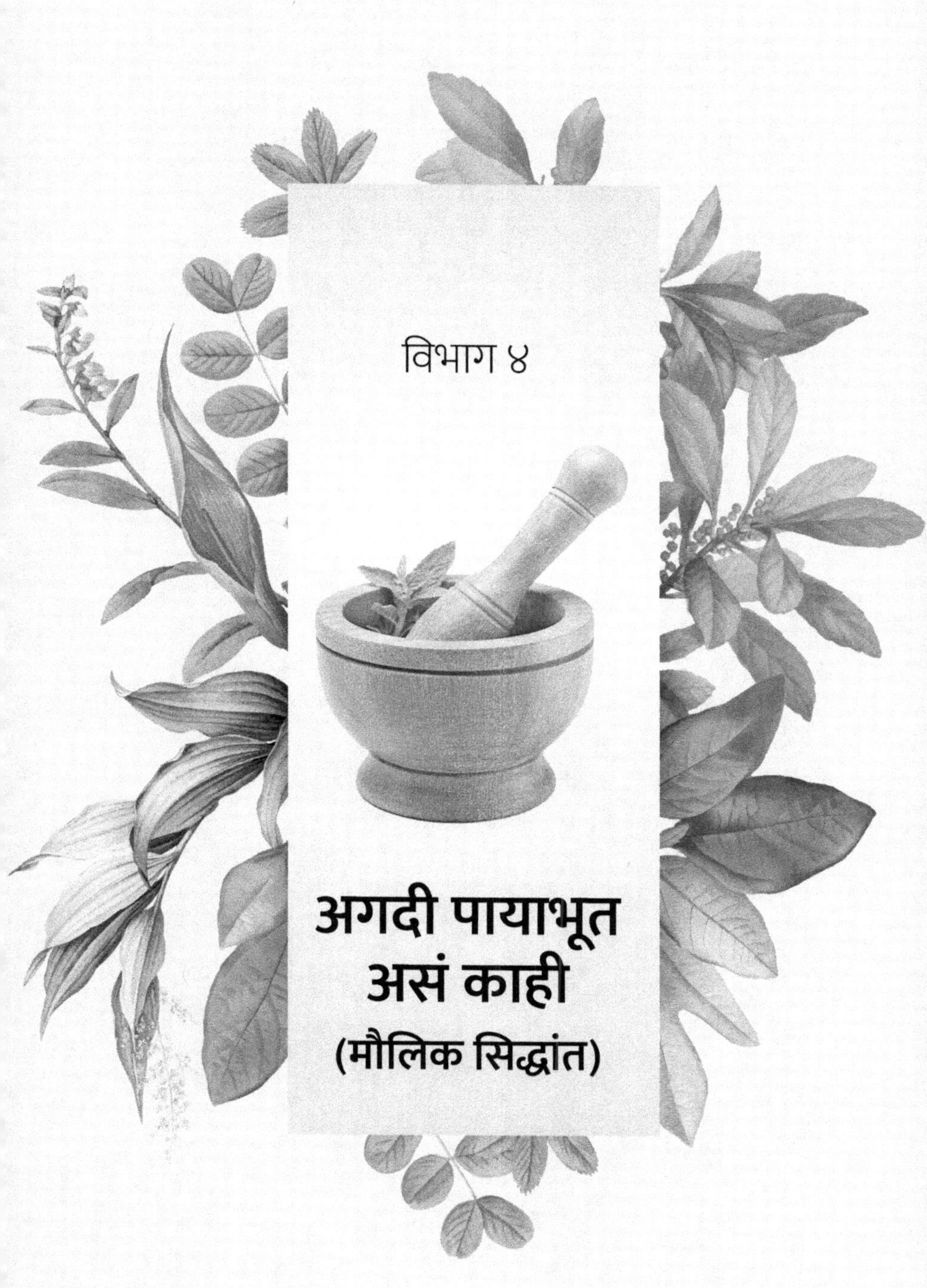
विभाग ४

अगदी पायाभूत
असं काही
(मौलिक सिद्धांत)

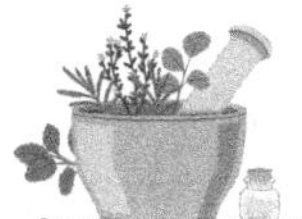 दोष आणि प्रकृती – १

दोष आणि प्रकृती हे दोन्ही शब्द व्यवहारात आपण ज्या अर्थाने वापरतो, त्यापेक्षा आयुर्वेदात यांचे अगदी वेगळे अर्थ आहेत. मधे खूप मोठा काळ गेला आहे. त्यामुळे शब्द तेच राहतात; पण अर्थ बदलत जातात. एखाद्या गोष्टीत काही त्रुटी असणे, कमतरता असणे अशा अर्थाने आपण दोष हा शब्द वापरतो. आयुर्वेदातले दोष मात्र शरीराचा आधार आहेत. तसेच, 'काय, प्रकृती बरी आहे ना?' असे आपण जेव्हा विचारतो, तेव्हा तब्येत कशी आहे हे अभिप्रेत असते. आयुर्वेदातली प्रकृती मात्र त्या व्यक्तीच्या शरीराची आणि मनाची जडणघडण कशी आहे, याचे संकेत देत असते.

हे दोन्ही विषय आयुर्वेदातले खूप महत्त्वाचे विषय आहेत. दोष हा विषय तर आयुर्वेदाचा पाया आहे. दोन्ही विषयांवर स्वतंत्रपणे भरपूर बोलता येण्यासारखे आहे. मग हे दोन्ही विषय एकत्र का घेतले? तर प्रकृतीचा थेट संबंध दोषांशी आहे आणि आरोग्याच्या मार्गावर नीट राहण्यासाठी दोष आणि प्रकृती दोन्ही समजून घेतले, तर आपल्याला मदत होते. म्हणून हे दोन्ही विषय आपल्याला थोडक्यात समजून घ्यायचे आहेत. आपल्या दैनंदिन जीवनात जेवढी आवश्यकता आहे, जेवढी माहिती आपण रोजच्या व्यवहारात वापरू शकू, तेवढ्याच भागावर आपल्याला चर्चा करायची आहे. जास्त खोलातला आणि गुंतागुंतीचा भाग वैद्य मंडळींसाठी सोडून देऊ या.

आयुर्वेदातला कुठलाही विषय घेतला; तरी वात, पित्त, कफ, त्रिदोष हे शब्द वारंवार येतात. त्यांची नेमकी संकल्पना (कॉन्सेप्ट) माहीत असेल, तर पुढचा विषय समजतो, नाहीतर गैरसमजच व्हायची शक्यता जास्त असते. म्हणून आधी दोषांबद्दल थोडे जाणून घेऊ या.

दोष हा आपल्या शरीराचा मूलभूत घटक आहे. शरीरातील प्रत्येक अवयव, प्रत्येक पेशी, प्रत्येक सूक्ष्मातिसूक्ष्म पदार्थ हा तीनही दोषांच्या संयोगाने बनलेला आहे. त्या त्या अवयवाच्या व संपूर्ण शरीराच्या निरोगीपणासाठी या तीनही दोषांचे

एकमेकांशी असलेले संतुलन महत्त्वाचे ठरते. शरीरात जिथे जिथे सूक्ष्म किंवा स्थूल पातळीवर हालचाल घडते, तिथे तिथे वातदोष कारणीभूत ठरतो.

पापण्यांची उघडझाप होणे इथपासून ते चालण्यासाठी पायांची हालचाल होणे; तसेच अन्नपचनासाठी होणारी आतड्यांची हालचाल, श्वसनासाठी होणारी फुप्फुसांची हालचाल, रक्ताचे अभिसरण, मलमूत्र शरीराबाहेर टाकणारी प्रेरणा, इतकेच काय, प्रसूतीच्या वेळी गर्भाला शरीराबाहेर ढकलणारी गतीसुद्धा! ही सगळी वातदोषाचीच कार्ये आहेत. स्थिर अवस्था सोडून कुठलाही घटक चल झाला, की त्याला शरीरातील वातदोष जबाबदार असतो.

आता आपल्या लक्षात आले असेल, की स्तंभ म्हणजे एखाद्या अवयवाची किंवा सांध्याची हालचाल करू न शकणे आणि विशेषतः वृद्धावस्थेत येणारे कंप हे लक्षण मानेच्या किंवा बोटांच्या हालचालींवर नियंत्रण न राहता ते सतत हलत राहणे या दोन्ही विरुद्ध वाटणाऱ्या विकृतींमागे बिघडलेला वातदोष हे एकच कारण आहे.

शरीरात जिथे जिथे बदल घडतो, (परीणमन किंवा रूपांतर) तिथे तिथे पित्तदोष आपले अस्तित्व दाखवतो. खाल्लेल्या अन्नाचे अन्नरसामध्ये रूपांतर, त्याचे पुढे ऊर्जेमध्ये आणि शरीरातील घटकांमध्ये रक्त, स्नायू इत्यादींच्या मजबुतीमध्ये रूपांतर, तसेच पाच ज्ञानेंद्रियांनी ग्रहण केलेले ज्ञान, त्याचे मेंदूला समजेल अशा भाषेत बदल हेही रूपांतरच आहे. शरीरात जिथे उष्णता असते, तिथेसुद्धा हे पित्ताचे अस्तित्व असते.

शरीरात जिथे स्थिरता असते, घनता असते, एकत्रीकरण असते, पेशींना बांधून ठेवणे आवश्यक असते, जिथे वंगणासारखे स्निग्ध कार्य आवश्यक असते; तिथे तिथे ती जबाबदारी कफदोषाची आहे.

शरीरात सर्वच ठिकाणी तीनही दोष असले, तरीही हृदयाच्या वरच्या भागात कफाचा, हृदय ते नाभी या मधल्या भागात पित्ताचा आणि नाभीच्या खालच्या भागात वाताचा प्रभाव अधिक असतो, म्हणून ती ती स्थाने त्या त्या दोषांची मानली जातात. याप्रमाणे हे तिघे दोष मिळून शरीराचे यंत्र सुसूत्रपणे चालवत असतात. आता गंमत अशी, की हे जर इतके महत्त्वाचे मूलभूत घटक आहेत, तर त्यांना दोष का म्हणतात? तर दोषांचे कर्तृत्व हे एवढेच नाही.

स्वतंत्रेण दूष्टीकर्तृत्वम् दोषत्वम्।

रोग निर्माण करण्याची दोषांची क्षमता, त्यांचे उपद्रव मूल्य हा दोषांच्या अस्तित्वातील सगळ्यात महत्त्वाचा भाग आहे. आहार-विहारात नेहमीपेक्षा काही

बदल झाला किंवा हवामानातील बदल, एखादा अपघात झाला, तर अशावेळी सगळ्यात पहिल्यांदा बिघडणारा शरीरातील घटक म्हणजे दोष. स्वतः बिघडून इतरांनाही बिघडवणे हा दोषांचा स्वभाव आहे, म्हणून त्याला 'दोष' म्हणतात. या शब्दाची व्याख्या आयुर्वेदात पुढीलप्रमाणे सांगितली आहे,

'प्रकृती आरंभकत्वे सति स्वतंत्रेण दूष्टी कर्तृत्व दोषत्वम्।'

दोषांचे दोन मुख्य गुण या व्याख्येमध्ये सांगितले आहेत. एक म्हणजे रोग निर्माण करण्याची दोषांची क्षमता, म्हणून त्याला जास्त महत्त्व असते. तेवढाच महत्त्वाचा दुसरा भाग म्हणजे दोषांमुळेच आपली प्रकृती बनते. प्रकृतीची संकल्पना काय आहे ते पुढच्या लेखात पाहू.

❖❖❖

विसर्गादानविक्षेपैः सोमसूर्यानिलस्तथा।
धारयन्ति जगत् देहं कफपित्तानिलस्तथा।। - (सु.सू. २१/८)

अर्थ : बाहेरच्या जगात जी कामे चंद्र, सूर्य आणि वारा करतात, तीच विसर्ग (ऊर्जा देणे, पोषण), आदान (शक्ती खेचून घेणे, क्षयकारी) आणि विक्षेप (वितरण, पसरवणे) ही कामे शरीरामध्ये अनुक्रमे कफ, पित्त आणि वात हे दोष करतात. अशा रितीने हे जग आणि शरीर यांचे धारण करतात.

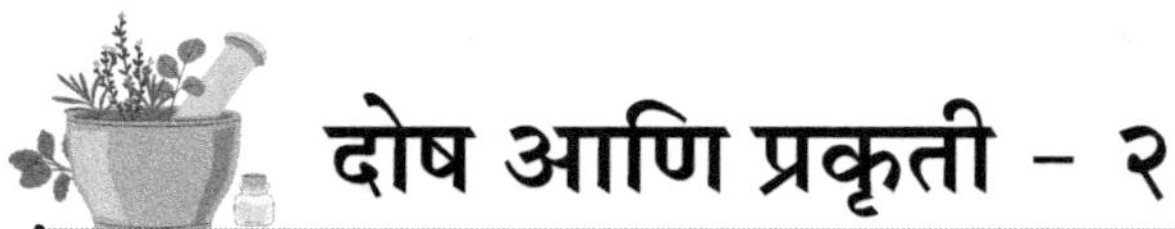# दोष आणि प्रकृती – २

प्रत्येक शरीराची एक वेगळी (युनिक) अशी जडणघडण असते. प्रत्येक व्यक्तीचे शरीर हे तीनच दोषांनी बनलेले आहे असे जरी असले, तरी या तीन दोषांचे एकमेकांशी असलेले प्रमाण हे प्रत्येक व्यक्तीमध्ये थोडे थोडे बदलत जाते आणि त्याचा परिणाम म्हणून प्रत्येक व्यक्ती आपला वेगळेपणा, स्वतंत्र ओळख, आयडेंटिटी दुसऱ्या व्यक्तीपासून वेगळी अशी राखून असते.

एकाच प्रदेशात राहणाऱ्या, एकाच पद्धतीचा आहार घेणाऱ्या, एकाच वंशाच्या लोकांमध्ये थोडा थोडा फरक असतो. उंची, रंग, स्वभाव, पचनशक्ती, केस, आवाज, आकलनशक्ती, सहनशक्ती आणि आणखी अशा बऱ्याच गोष्टी आहेत, की ज्या सगळ्या मिळून एकत्रितपणे त्या व्यक्तीचे व्यक्तिमत्त्व बनते. हीच प्रकृती आहे. थोडक्यात सांगायचे, तर एखाद्या व्यक्तीच्या शरीराची आणि मनाची विशिष्ट असलेली जडणघडण म्हणजेच प्रकृती.

आयुर्वेदाच्या अनेक वैशिष्ट्यांपैकी 'प्रकृतीचा विचार' हे एक वैशिष्ट्य आहे. इतर कुठल्याच वैद्यकशास्त्राने या प्रकारची संकल्पना मांडलेली नाही.

ही प्रकृती बनते केव्हा? तर माता आणि पिता यांच्यापासून वेगळे असे गर्भाचे अस्तित्व ज्यावेळी बनते तेव्हाच. म्हणजेच गर्भधारणेच्या वेळीच ही प्रकृती निश्चित झालेली असते आणि मृत्यूपर्यंत ती तशीच राहणार असते.

जन्म-मरणांतरालभाविनी अविकारिणी दोषस्थिती प्रकृति।

प्रकृती म्हणजे काय हे आपल्याला कळले. ती कधी बनते हेही आपण पाहिले. पण हे दोष येतात कुठून? तर मातृ बीज आणि पितृ बीज म्हणजेच आईकडून आणि वडिलांकडून. शरीर बनण्यासाठी जे प्रारंभिक, मूलभूत, आवश्यक असे घटक

बाळाला मिळतात, त्याचवेळी माता आणि पिता यांच्या बीजांमध्ये तीन दोषांपैकी जो दोष सर्वांत जास्त उत्कट असतो म्हणजेच प्रभावी असतो, त्याच दोषाची बाळाची प्रकृती बनते.

शुक्रशोणित संयोगे यः भवेत दोष उत्कटः प्रकृति जायते तेन। (सु.शा.४/)

आता ही प्रकृती ओळखायची कशी? तर त्याचे खूप मार्ग आहेत; पण त्याही अगोदरचा एक प्रश्न आहे की, ती का आणि कशासाठी ओळखायची? तर याचे एक सोपे उत्तर आहे. स्वतःची ओळख पटवण्यासाठी. आपल्याला जर आपली प्रकृती माहीत असेल, तर आपल्यासाठी हितकर आहार कुठला, काय करणे आपल्यासाठी योग्य राहील, काय केले तर आपल्याला त्रास होईल, काय केले तर आपण आजारी पडू, आपले शरीर कुठल्या प्रकारच्या रोगांसाठी अधिक संवेदनशील आहे, ते टाळण्यासाठी काय करता येईल, आपल्या मर्यादा काय आहेत, आपली बलस्थाने काय आहेत, इतरांना सहज जमून जाते ते आपल्या प्रकृतीला झेपेल का नाही; तसेच इतरांना न जमणारी कामे आपण करू शकू का याचा अंदाज आणि आत्मविश्वास आपल्याला येऊ शकतो. कुठल्या हवामानात राहणे आपल्याला योग्य राहील, कशा पद्धतीचे व्यवसाय करताना आपण सहज (कम्फर्टेबल) राहू याचे काही प्रमाणात पूर्व अनुमान आपण करू शकतो. काही गोष्टी आपण टाळू शकतो. समोरच्या माणसाची प्रकृती लक्षात आली, तर काही अंशी, काही प्रसंगी तो कसा वागेल, याचा थोडाफार अंदाज आपण लावू शकतो. व्यवसायामध्ये ही गोष्ट फार महत्त्वाची ठरते. अशा पद्धतीने काही प्रमाणात आपले आपणच वैद्य बनू शकतो. म्हणून प्रत्येकाने आपल्या स्वतःच्या प्रकृतीची ओळख करून घेतली पाहिजे.

यानंतर प्रकृतीच्या संदर्भात जी लक्षणे आपण पाहू, ती सगळीच्या सगळी एकाच व्यक्तीमध्ये दिसतील असे नाही. ज्या दोषाची लक्षणे जास्तीत-जास्त दिसतील, त्या दोषाची मुख्य प्रकृती असते आणि उरलेल्यांपैकी दुसरा एखादा दोष हा दुय्यम, म्हणजेच अनुबंधी असतो. म्हणजेच वातप्रधान पित्त किंवा कफप्रधान वात अशी मिश्रणे आढळतात. एकांतिक वातप्रकृती किंवा पित्तप्रकृती अशा फार दुर्मिळ असतात. तसेच सर्व दोष समान प्रभावी असलेली एक समप्रकृतीसुद्धा ग्रंथात वर्णन केली आहे, पण ती प्रत्यक्षात जवळजवळ आढळतच नाही.

यानंतर आपण वातदोष आणि वातप्रकृती, पित्त दोष आणि पित्तप्रकृती, कफदोष आणि कफप्रकृती आणि प्रकृतीविनिश्चय अशा काही गोष्टींवर चर्चा करणार आहोत.

◆◆◆

त्रिविधं सत्त्वमुद्दिष्टं कल्याणक्रोधमोहजं।
श्रेष्ठमध्याधमत्वं च तेषां प्रोक्तं यथाक्रमम्॥ (का. सू. २८)

अर्थ : मन हे तीन प्रकारचे असते. (जशा देह प्रकृती तशाच या मानस प्रकृती.) कल्याणज, क्रोधज आणि मोहज (म्हणजेच सात्त्विक, राजस आणि तामस.) त्यांच्या वैशिष्ट्यांवरून त्या अनुक्रमे श्रेष्ठ, मध्यम आणि अधम अशा मानल्या गेल्या आहेत.

वातदोष आणि वातप्रकृती

त्रिदोष आपल्या शरीराचे मूलभूत कार्यकारी घटक (बेसिक फंक्शनल युनिट) आहेत आणि त्यांच्या विशिष्ट संतुलनाने प्रकृती बनते. इथपर्यंत मागच्या लेखात आपण पाहिले. आता वातदोष आणि वातप्रकृतीची माहिती घेऊ.

पित्त आणि कफ या दोन दोषांपेक्षा वातदोषामध्ये एक गोष्ट वेगळी आहे. पित्त आणि कफाला आपले स्वतःचे रूप आहे. स्निग्ध, उष्ण, द्रव, दुर्गंधी, वाहणारे, लाल-पिवळे, चमकदार असे पित्त असते. स्निग्ध, घन, शीत, चिकट, वजनदार, मधुर, स्थिर, मंद असा कफ असतो. वातदोषाला मात्र स्वतःचे रूप नाही. त्याच्या कामावरून त्याला जाणावे लागते. यालाच 'कर्मानुमेय' असा शब्द आहे.

१. अनवस्थितत्त्व - अस्थिरता.

२. योगवाही - ज्याची संगत लाभेल, त्याचे गुण घेईल.

३. सूक्ष्म स्रोतोगामी - शरीराच्या सर्व सूक्ष्मातिसूक्ष्म भागापर्यंत पोचणारा. याशिवाय रुक्ष, लघू, चल, शीत, खर, विशद हेही वायूचे गुण आहेत.

वातप्रधान प्रकृतीच्या व्यक्तींमध्ये वातदोष अधिक प्रभावी असल्यामुळे त्यांच्यातही याच गुणांचे प्रतिबिंब दिसते. अनवस्थितत्त्व गुणामुळे शरीररचना आणि क्रिया यांच्यात स्थिरत्वाचा अभाव असतो. वातदोषाची कामे गतिप्रधान आहेत. शरीरात होणारी प्रत्येक हालचाल मग ती पापण्यांची उघडझाप असो किंवा सांध्यांचे आकुंचन-प्रसरण, रक्ताभिसरण असो की हृदयाचे स्पंदन, अन्नाच्या पचनासाठी होणारी आतड्यांची हालचाल, मलमूत्रांना शरीराबाहेर फेकण्यासाठी मिळणारा जोर; तसेच शुक्र आणि आर्तव यांना गर्भधारणेसाठी मिळणाऱ्या गती, इतकेच नव्हे तर गर्भ गर्भाशयाच्या बाहेर येण्यासाठी प्रसवक्रियेमध्ये लागणाऱ्या सर्व प्रकारच्या प्रेरणा यांना हाच वातदोष जबाबदार आहे. एखादा रोग निर्माण होण्यासाठी शरीरात घटनांची साखळी निर्माण व्हावी लागते. तिला गती देण्याचे कामही हाच करतो. म्हणजेच गती किंवा प्रेरणा देणे ही वातदोषाची मुख्य ओळख आहे.

वायूच्या या गुणांमुळे वातप्रकृती कशी बनते? अनवस्थितत्त्व तसेच चल गुणांमुळे शरीरातील रचना व क्रियांमध्ये स्थैर्याचा अभाव असतो. वातप्रकृती व्यक्तीचे हात, पाय, भुवया, ओठ, हनुवटी इत्यादींच्या आकारात सुबक किंवा रेखीवपणा नसतो. चंचल मन, अस्थिर बुद्धी, कमी धैर्य, स्मरणशक्तीही कमी. अशा व्यक्तींचे उठणे, बसणे आणि सगळ्या हालचाली पटपट होतात. एखाद्याच्या बोलण्यावर किंवा एखाद्या क्रियेवर विचार न करता तत्काळ प्रतिक्रिया देणे होते. प्रत्येक गोष्टीची यांना अतिघाई असते. हे जेवतील, पण अगदी वाघ मागे लागल्यासारखे भरभर आणि बोलणेही तसेच.

चल म्हणजे स्थिरच्या उलट गुण. जास्त वेळ एका जागी स्थिर बसणे वातप्रकृतीच्या लोकांसाठी फार कठीण गोष्ट असते. बसले तरी हातांची, बोटांची, पायांची काहीतरी हालचाल करत राहतील. भुवया हनुवटी, जीभ, डोके, खांदे यातही सूक्ष्म असा कंप असतो. वायूचा रूक्ष गुण म्हणजे खरखरीतपणा. यामुळे अशा व्यक्तींची नखे, दात, केस, हात, पाय, त्वचा खरखरीत असतात. डोळेही तुलनेने निस्तेज दिसतात. आवाज रूक्ष, फाटलेला, अडखळणारा, कानाला त्रास देणारा असतो. अशा व्यक्तींची झोप कमी असते.

वायूचा बहू गुण - बहू म्हणजे खूप जास्त. हा वायूचा गुण वातप्रकृती लोकांना खूप म्हणजे खूपच बडबड करायला लावतो. हे लोक खूप बोलतात. तसेच हातापायांवरच्या शिरा, कंडरा (लिगामेंट्स) ठळक दिसतात.

वाताचा विशद म्हणजे न चिकटण्याचा, विभक्त राहण्याचा गुण. यामुळे अशा व्यक्तींची त्वचा नेहमी फुटल्यासारखी दिसते. सांध्यांच्या हालचालीच्या वेळी कटकट असा आवाज येतो. आशुग्रहण म्हणजे कुठलीही गोष्ट आपल्याला लगेच समजली, असे त्यांना वाटते. अशा व्यक्ती आरंभशूर असतात. कुठल्याही गोष्टीची सुरुवात लगेच करतात. तसेच भीती, शोक, आनंद अशा भावना अगदी प्रतिक्षिप्त क्रियेसारख्या ताबडतोब उद्भवतात. फार लवकर घाबरतात. चटकन प्रेमातही पडतात, त्यातून बाहेरही तसेच चटकन येतात. ही वृत्तीच आहे, त्यांचा दोष नाही. दुसऱ्याचे मत लगेच स्वीकारतील; पण लगेच विसरतीलसुद्धा. या सर्व वैशिष्ट्यांमुळे वातप्रधान प्रकृतीच्या व्यक्ती अल्पबल - शक्ती कमी, अल्प अपत्य - संतान उत्पत्तीची क्षमता कमी, अल्पधनयुक्त, अल्पसाधनयुक्त अशा असतात.

अशा व्यक्ती अल्पायु असतात, असेही ग्रंथकर्त्यांचे निरीक्षण आहे.

मानसिक भाव - भित्रेपणा, कमी धैर्य, चंचल मन, (अनप्रेडिक्टेबल) कधी काय डोक्यात घेतील सांगता येत नाही. विसराळू, धांदरट, अल्पस्मृती, कलहप्रिय, मैत्री टिकत नाही, निभावता येत नाही. गोड, आंबट, खारट पदार्थ खाण्याची इच्छा. स्वप्नेही आकाशात उडणे, वेगाने प्रवास करणे अशी गतिमान असतात. ही सगळीच लक्षणे एकाच

व्यक्तीमध्ये दिसतील, असे नाही.

ज्या दोषाची लक्षणे अधिक, त्या दोषाची प्रधान प्रकृती असे व्यवहारात आपण म्हणतो. याच व्यक्तीमध्ये पित्ताची आणि कफाची लक्षणेही असतात; पण त्यांची संख्या, प्राधान्य कमी असते.

वातप्रधान प्रकृती कशी असते, याची आपल्याला थोडक्यात तोंडओळख तर झाली. आता याचा व्यवहारात कसा उपयोग करायचा?

गोड, आंबट, खारट पदार्थ जास्त खाल्ले, तरी यांना चालेल; पण तिखट, कडू आणि तुरट पदार्थ जर खाण्यात जास्त आले, तर लगेचच त्रास होईल. थंड आणि रूक्ष हे गुण शरीरात आधीच प्रभावी असतात. त्यामुळे थंडीच्या दिवसात या मंडळींनी अधिक जपायचे. अंगाला तेलाने मालिश करण्याची आणि पोटातही तेल, तूप घेण्याची गरज इतरांपेक्षा वातप्रधान प्रकृतीला अधिक आहे. चल गुणसुद्धा शरीरात जास्त असल्यामुळे खूप जास्त प्रवास नेहमी करावा लागेल, असे व्यवसाय यांना अनुकूल होणार नाहीत. झोप मुळातच कमी आणि सावध असल्यामुळे ज्या व्यवसायांमध्ये अशा गुणांची गरज असते, असे व्यवसाय वातप्रधान प्रकृतीला अनुकूल आहेत. जिथे धैर्य, संयम राखणे, सारासार विचार करून मोठमोठे निर्णय घेणे, जोखीम उचलणे अशा गोष्टींची गरज असते, तिथे अशा व्यक्तींना यश येण्याची शक्यता जरा कमीच. अशा व्यक्तींबरोबर जर व्यवसाय करायचा असेल किंवा आपले पार्टनर बनवायचे असतील, तर त्यांच्या चंचल मनाचा विचारसुद्धा इतर गोष्टींबरोबर आपल्याला करावाच लागेल. मैत्रीच्या किंवा इतर संबंधांमध्ये अशा व्यक्ती जर सतत चढउतार करत असतील, तर तो त्यांच्या स्वभावाचाच भाग आहे, तो त्यांचा दोष नाही. हेही समोरच्याने लक्षात ठेवले पाहिजे. असेच खूप काही सांगता येईल. यानंतर आपण पित्तदोष आणि पित्तप्रकृतीची माहिती घेणार आहोत.

◆◆◆

पित्तं पंगु कफः पंगु पंगवो मलधातवाः।
वायुना यत्र नीयन्ते तत्र गच्छन्ति मेघवत्। (शा.सं. पू. ५/४३)

अर्थ : पित्त आणि कफ हे दोष, सर्व धातू आणि मल हे वायूच्या प्रेरणेशिवाय पांगळे आहेत. ज्याप्रमाणे ढग वारा नेईल तेथे जातात, तसेच हेपण.

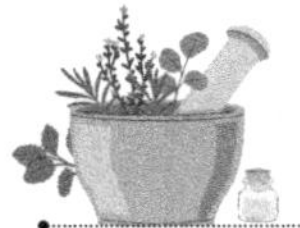

पित्तदोष आणि पित्तप्रकृती

त्रिदोषातील दुसरा दोष म्हणजे पित्तदोष. जन्मापासूनच ज्यांच्यामध्ये पित्तदोषाचा प्रभाव जास्त असतो, अशा व्यक्तींमध्ये पित्तदोष आपले अस्तित्व कसे दाखवतो, ते आता पाहू.

'तप संतापे पित्तं।'

पित्त शब्दाचा अर्थ उष्णता, तापणे, गरम असणे असा आहे. शरीरात जिथे जिथे उष्णता, गरमपणा आहे तिथे तिथे पित्तदोष आपले अस्तित्व दाखवत असतो. अग्नीची जेवढी म्हणून नावे आहेत, ती सर्व पित्तासाठी आयुर्वेदिक ग्रंथांमध्ये वापरली आहेत. अग्नी, अनल, वन्ही, वैश्वानर, धनंजय इत्यादी. या सगळ्या नावांमधून पित्ताची उष्णता, तेजस्वीपणा तसेच प्रकाशमान होण्याचा गुण, पचन करण्याचा गुण स्पष्ट होतो.

कार्य : शरीराची उष्णता कायम ठेवणे हे पित्ताचे मुख्य कार्य आहे.

पचन : पचन म्हणजे एका पदार्थाचे दुसऱ्या पदार्थात रूपांतर करणे. उदाहरणार्थ, अन्नाचे रूपांतर शरीराच्या घटकांमध्ये किंवा ऊर्जेमध्ये करणे.

आपण त्वचेवर, चेहऱ्यावर लेप लावतो किंवा क्रीम, लोशन लावून मसाज करतो. दिवाळीत सगळ्या अंगाला तेलाने अभ्यंग करतो, टब बाथ घेतो. या सर्व गोष्टींमध्ये त्वचेमार्फत जे पदार्थ शोषले जातात, तेही त्या औषधांचे किंवा पदार्थांचे पचनच होय. त्याचे शरीरातील गुणांमध्ये रूपांतर होत असते.

अन्नपचनाबरोबरच ज्ञानाचे पचन अशीपण एक संकल्पना आहे. डोळे आणि कान या ज्ञानेंद्रियांनी जे आपण बघतो, ऐकतो, त्या अनुभवाचे काहीतरी समजण्यामध्ये रूपांतर करणे म्हणजेच रंगीत, मंजुळ, सुगंधी अशा किंवा लाल, पिवळा, कावळ्याची कावकाव, मोगऱ्याचा वास अशा विशेष ज्ञानामध्ये रूपांतर करणे, हेही पित्ताचे पचनाचे काम आहे.

भूक, तहान आणि चव समजणे या जगण्यासाठी आवश्यक गोष्टी आहेत. यांमध्ये काही गडबड असेल, तर समजून जावे की पित्तदोषाची विकृती आहे. देहमार्दव (त्वचा

मृदू ठेवणे, सॉफ्टनेस) त्वचेवर प्रभा, कांती, तेज असणे (कॉम्प्लेक्शन), ओज, उत्साह, तेजस्वीपणा, शौर्य, धैर्य; तसेच बुद्धीला चालना देणे, ही सगळी कामे पित्ताची आहेत. पित्तप्रकृतीमध्ये हे गुण ठळकपणे दिसतात.

पित्तप्रकृतीचे शरीर : या व्यक्ती सुकुमार, नाजूक असतात. रंग उजळ गोरा असतो. लालसर छटा असते. अंगावर तीळ, मस; तसेच मुरूम, पुटकुळ्या (पिंपल्स) यांचे प्रमाण जास्त असते. अंगावर सुरकुत्या, केस पिकणे, केस गळणे, टक्कल पडणे ही वार्धक्याची लक्षणे लवकर दिसतात. शरीराला विशेषतः काख, डोके, छाती, तोंड या ठिकाणी दुर्गंधी येण्याची प्रवृत्ती अशा व्यक्तींमध्ये इतरांपेक्षा जास्त असते. चक्षुरेंद्रिय म्हणजेच दृष्टी, नजर, डोळे यांचे काम सुरळीत चालू ठेवणे. हेही पित्ताचे विशेष काम आहे. तीक्ष्ण नजर हेही पित्त प्रकृती व्यक्तींचे एक वैशिष्ट्य आहे. पित्ताच्या तीक्ष्ण गुणामुळे जाठराग्नी सतत पेटलेला असतो. त्यामुळे अशा व्यक्तींना नेहमी भूक लागलेलीच असते. भूक सहन होत नाही, तहान जास्त लागते. वारंवार तोंड येण्याची सवय असते. खाण्याचे प्रमाण जास्त आणि पचनशक्तीसुद्धा तशीच. त्यामुळे भरपूर खाऊनसुद्धा लठ्ठ होण्याचे प्रमाण अशा व्यक्तींमध्ये कमी असते. मलमूत्र प्रवृत्तीपण जास्त होते.

पित्ताच्या उष्ण, तीक्ष्ण गुणामुळे भूकच काय; पण कुठलीच गोष्ट या व्यक्ती जास्त सहन करू शकत नाहीत. शारीरिक कष्ट यांच्याकडून जास्त होऊ शकत नाहीत. उन्हाळ्यात अशा लोकांना जास्त त्रास होतो. यांना घामही जास्त येतो. हातापायांचे तळवे, चेहरा नेहमी ओलसर, घामट, गरम असतो.

पित्तप्रकृतीच्या व्यक्तींचे डोक्यावरचे; तसेच पापण्यांचे केस, दाढी-मिशा, अंगावरची लव हे स्पर्शाला मऊ तसेच भुऱ्या, पिंगट रंगाचे असतात. डोळ्यांचा रंग जास्त करून पिंगट, तपकिरी असा असतो. सांधे, स्नायू यांच्यामध्ये ढिलेपणा असतो. ते नरम, मृदू असतात. शुक्रधातू मध्यम बलाचा असतो. व्यवाय (मैथुनशक्ती) मध्यम तसेच अपत्यांची संख्याही मध्यम असते. स्वभाव तीक्ष्ण, पराक्रमी शूरवीर, साहसाची आवड, स्तुतिप्रिय, अभिमानी असतो. हे लोक बुद्धिमान असतात. बुद्धीचा उपयोग कुठे आणि कसा करावा, हे जाणतात. वादविवादात हार जाणार नाहीत; तसेच भीतीमुळे कोणासमोर दबून जातील, असेही होत नाही. यांच्याशी कोणी उद्धटपणा केला, तर कठोर वागतील; परंतु शरण आलेल्याला प्रेमाने आश्रय देतील. यांना राग आला; तसेच मद्यपान, जास्त मोठ्याने, उंच आवाजात बोलत राहिले, भांडण झाले; तर इतरांच्या तुलनेत पित्ताच्या लोकांचे डोळे लवकर लाल होतात. फार चटकन रागावतात; तसेच चटकन शांतही होतात. प्रसन्न व्हायला छोटे कारणही पुरते.

यांना गोड, कडू, तुरट, थंड पदार्थ आवडतात. या गोष्टी जास्त प्रमाणात खाल्ल्या, थंड हवेत जास्त काळ राहिले, तरी त्याचा त्रास होत नाही. गरम पदार्थ, गरम वस्तू, गरम

हवा आवडत नाही. त्याचा त्रास होतो. सुगंधी वस्तू, फुले, लेप यांची आवड आणि चोखंदळपणा असतो. पित्तप्रकृतीच्या व्यक्ती या रसिक असतात. त्यांना लाल फुले, अग्नी, वीज, उल्का पडणे अशी दृश्ये स्वप्नात दिसतात. मात्र ही सगळीच लक्षणे एकाच व्यक्तीमध्ये दिसतील, असे नाही.

ज्या दोषाची लक्षणे अधिक, त्या दोषाची प्रधान प्रकृती असे व्यवहारात आपण म्हणतो. याच व्यक्तींमध्ये वाताची आणि कफाची लक्षणेही असतात; पण त्यांची संख्या, प्राधान्य कमी असते.

पित्तप्रधान प्रकृती कशी असते, याची आपल्याला थोडक्यात तोंडओळख तर झाली. आता याचा व्यवहारात कसा उपयोग करायचा? तर उष्ण आणि तीक्ष्ण हे गुण शरीरात मुळातच प्रभावी असल्यामुळे उन्हाळ्यात या व्यक्तींनी जास्त जपायचे. तिखट, आंबट आणि खारट असे पदार्थ खाल्ल्यामुळे इतरांच्या तुलनेत त्यांना फार चटकन त्रास होईल, हे लक्षात ठेवायचे. मद्यपानाच्या बाबतीतही हेच.

बुद्धिमान आणि आकलनशक्ती चांगली असल्यामुळे कुठलीही गोष्ट पटकन लक्षात येते. मात्र हे जरी खरे असले, तरी ते विसरण्याच्यासुद्धा शक्यता अधिक असतात, हेपण लक्षात ठेवायचे. पित्ताच्या तेजस्वी आणि इतर गुणांमुळे देखणेपण, गोरा रंग, तेज, चोखंदळपणा, रसिकता हे सर्व स्वभावात असले, तरीसुद्धा चटकन राग येणे आणि तो संताप व्यक्तही होणे हेसुद्धा या व्यक्तींमध्ये असते हे यांच्या आसपासच्या व्यक्तींनी लक्षात ठेवायचे. भूक, श्रम अशा गोष्टींबाबत सहनशक्ती कमी असल्यामुळे व्यवसाय, नोकरी निवडतानाही याचा विचार करणे महत्त्वाचे ठरते. जिथे उन्हातान्हात शारीरिक कष्ट जास्त करावे लागतात, सातत्याने मानसिक ताणतणावाची कामे असतात किंवा वादावादीचे प्रसंग अधिक असतात, असे व्यवसाय किंवा नोकरी अशा व्यक्तींना फारशी अनुकूल होणार नाही.

असेच अजूनही बरेच सांगता येईल. यानंतर आपण कफदोष आणि कफप्रकृती यांबद्दल माहिती घेणार आहोत.

♦♦♦

– पित्तस्य दाहरागउष्मपाकिता। अहसू१/५१

अर्थ : (पूर्ण शरीरात किंवा शरीराच्या एखाद्या भागात) जळजळ होणे, लालसरपणा येणे, गरम होणे आणि पिकणे (पक्वता येणे) अशी लक्षणे दिसली तर ते कार्य दूषित झालेल्या पित्ताचे आहे.

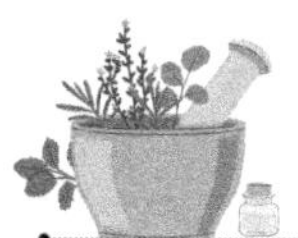

कफदोष आणि कफप्रकृती

श्लेष्मा म्हणजेच कफ. जिथे जिथे दोन गोष्टी जोडण्याचे, स्थिर ठेवण्याचे, घट्ट बांधण्याचे, बळकट करण्याचे काम दिसते; तिथे तिथे शरीरात कफदोष आपले अस्तित्व दाखवतो.

'श्लिष आलिंगने श्लेष्मा'

कफ म्हणजे जोडून ठेवणे. दोन अवयव, धातू, पेशी, सांधे इत्यादी जोडून ठेवण्याचे काम कफ करतो.

कफाचे गुण : स्निग्ध म्हणजे तेलकटपणा. शीत म्हणजे थंड. स्थिर म्हणजे एका जागी घट्टपणे राहण्याचा गुण. यात दृढता, बळकटपणा अपेक्षित आहे. मंद म्हणजे सावकाश काम करण्याचा गुण. गुरू म्हणजे भारीपणा, वजनदारपणा. श्लक्ष्ण म्हणजे चिकट, गुळगुळीत, बुळबुळीत. सांद्र म्हणजे ओलसर. मृदू म्हणजे सौम्य किंवा मऊ.

कामे : शरीराला बळ, शक्ती देणे. ते सुदृढ, बळकट ठेवणे. हे कफाचे मूळ काम आहे. जलप्रधान असल्याने बाहेरच्या जगात पाणी जे काम करते, तेच काम शरीरात कफ करतो. म्हणजेच शरीर टवटवीत, ताजेतवाने, उत्साही ठेवणे. पिच्छिल म्हणजे चिकट, गुळगुळीत. या गुणामुळे शरीरात वंगणाचे तसेच दोन पेशी, अवयव जोडण्याचे काम होते. स्निग्ध, मृदू गुणामुळे शरीर नरम, मुलायम, मृदू, स्निग्ध ठेवण्याचे काम कफ करतो. सांध्याच्या हालचाली सुरळीत ठेवणे, जखमा भरून काढणे हीसुद्धा कफाचीच कामे आहेत. धैर्य, ज्ञान, बुद्धी या गोष्टी उत्तम स्थितीत राखणे हेही काम कफाचेच.

कफप्रकृतीच्या व्यक्ती या जन्मतःच शरीराने सुदृढ, मजबूत, बळकट, स्थिर

असतात. सर्व अवयव नेटके, प्रमाणबद्ध, पूर्ण विकसित असे असतात.

उदाहरणार्थ, भव्य विशाल कपाळ, पाणीदार, प्रसन्न डोळे, दाट पापण्या, दीर्घ बाहू, रुंद छाती अशी वैशिष्ट्ये. चेहरा आणि देहबोलीही प्रसन्न असते. कफाच्या गुणामुळे त्वचा स्निग्ध, कांती तुकतुकीत, गोरा रंग, (पित्ताचा तेजस्वी गोरा, तर कफाचा स्निग्ध गोरा हा छोटासा फरक आहे.)

इथे गोरा रंग हा उजळपणा या अर्थाने तारतम्याने घ्यायचा आहे. अन्यथा आफ्रिकेमध्ये सर्वच काळे, तर युरोपात सगळेच गोरे, असे असूनही तरतमभवाने उजळपणा आणि निस्तेजपणा, काळेपणा हा फरक लक्षात घ्यायचा आहे. आपल्याकडे सावळा रंग नैसर्गिक असल्यामुळे हा फरक ठळकपणे दिसून येतो.

हाडांचे सांधे खोलवर, टोके न दिसणारे; तसेच हालचाली सुलभ व आवाज न करणाऱ्या अशा असतात. कफाच्या मंद गुणामुळे हालचाली सावकाश होतात. तसेच जेवायलाही इतरांपेक्षा जास्त वेळ लागतो. कुठलीही गोष्ट चटकन सुरू करत नाहीत. विचार पक्का व्हायला, निर्णय घ्यायला यांना वेळ लागतो. कफप्रकृतीच्या व्यक्ती रागावतात कमी. शिवाय त्यांना राग लगेच येत नाही; पण जर आला, तर तो दीर्घकाळ टिकतो. एखादी गोष्ट लक्षात घ्यायला वेळ लागेल; पण एकदा कळली, की दीर्घकाळ लक्षात राहील. लोभ, मत्सर, ईर्षा असे इतर विकारही यांच्यात कमी असतात.

कफाच्या गुरू गुणामुळे यांची चाल भारदस्त असते. चालताना अडखळत नाहीत. आवाज गंभीर, खोल, स्थिर, बोलणे निश्चित, नेमके, विचारपूर्वक असे असते. कफाच्या शीत गुणामुळे भूक आणि तहानही कमी लागते. घाम कमी येतो. भूक, तहान, उष्णता आणि कष्टही हे लोक सहन करू शकतात. कमी खाऊनही शक्ती, ऊर्जा टिकून असते. कफाच्या स्थिर आणि दृढ गुणामुळे प्रेम, मैत्री या गोष्टी मनापासून असतात व दीर्घकाळ टिकतात. वैर आणि शत्रुत्वही तसेच मनापासून व दीर्घकाळ निभावतात.

शुक्र - व्यवाय म्हणजेच मैथुनशक्ती; तसेच अपत्य क्षमताही या व्यक्तींमध्ये भरपूर असते. या व्यक्ती दीर्घायु, समृद्ध, संपन्न, विद्वान, बुद्धिमान आणि स्मरणशक्ती चांगली असलेल्या अशा असतात. त्यांना विद्येची आवड असते. नीटनेटके राहण्याची, सुगंधी पदार्थांची आवड असते. स्वतःहून जबाबदारी घेणे व निभावणे यांच्याकडून होते. तिखट, तुरट, कडू, गरम, रूक्ष असे पदार्थ आवडतात. झोप गाढ, शांत व भरपूर लागते. शिवाय झोपण्याची आवड असते.

कफप्रकृतीच्या व्यक्तींचा स्वभाव लहानपणापासूनच निर्लोभी असतो. हावरटपणा किंवा हपापलेपणा त्यांच्या स्वभावातच नसतो. हे लोक कृतज्ञ असतात. यांच्यावर

केलेले उपकार किंवा मदत ते विसरत नाहीत. दान देण्याकडे वृत्ती असते. सात्त्विकता, सत्य बोलणे, नीतीने वागणे, धार्मिक स्वभाव, वागण्या-बोलण्यात सौम्यपणा, नम्रता असते. सहसा कठोर वचन, क्रूर वागणे असे यांच्याकडून घडत नाही. यांची ध्येयेपण मोठी असतात व चिकाटीने ती साध्य करतात. धरसोडपणा नसतो. यांना स्वप्नामध्ये सुंदर जलाशय, कमळे, हंसांचे थवे अशा शांत, सुंदर, गोष्टी दिसतात.

ही सगळीच लक्षणे एकाच व्यक्तीमध्ये दिसतील असे नाही. ज्या दोषाची लक्षणे अधिक त्या दोषाची प्रधान प्रकृती असे व्यवहारात आपण म्हणतो. यच व्यक्तीमध्ये पित्ताची आणि कफाची लक्षणेही असतात; पण त्यांची संख्या, प्राधान्य कमी असते.

कफप्रधान प्रकृती कशी असते, याची आपल्याला थोडक्यात तोंडओळख तर झाली. आता याचा व्यवहारात कसा उपयोग करायचा? तर जिथे जिथे संयम, शांतपणे सारासार विचार, धैर्य अशा गोष्टींची गरज असते, असे व्यवसाय आणि नोकऱ्या कफप्रधान प्रकृतीच्या व्यक्तींना अधिक अनुकूल ठरतात. सतत बैठे काम असलेले व्यवसाय केले, तर त्या तुलनेत व्यायाम आणि प्रवासही असायलाच हवा. गोड पदार्थांनी इतरांच्या तुलनेत या व्यक्तींचे अधिक नुकसान होईल. जिथे झटपट निर्णय आणि त्वरित कृती अपेक्षित असेल, असे व्यवसाय आणि नोकऱ्या कफप्रधान व्यक्तींना झेपणारच नाहीत. मात्र शारीरिक कष्ट आणि मानसिक ताणतणाव हे या व्यक्ती सहन करू शकतात. त्यामुळे जिथे हे नेहमी अपेक्षित असेल, अशा व्यवसायांमध्ये या व्यक्ती यशस्वी होऊ शकतात. यांची मैत्री आणि प्रेम हे मात्र दृढ असेल. व्हायला वेळ लागेल; पण जेव्हा होईल, तेव्हा मात्र ते निरंतर चालेल. असेच आणखीसुद्धा बरेच अनुमान मांडता येतील.

◆◆◆

हेमन्ते निचिते श्लेष्मा वसन्ते कफरोगकृत्। मा.नि.१/६ मधुकोष

अर्थ : हेमंत ऋतूमध्ये (शीतकाली) कफदोष शरीरात साठत राहतो, आणि (वसंत ऋतूतील उष्ण्यामुळे त्याचे विलयन होते, त्यामुळे) कफाचे रोग वसंत ऋतूत वाढतात.

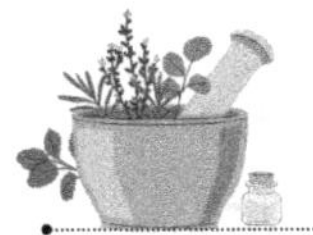

नार्या: परं नृणाम्।

जन्म घेणारे मूल कसे असणार आहे, निरोगी की रोगी? किंबहुना ते अस्तित्वात येणार आहे की नाही? इथपासून सर्व गोष्टी पुरुषांपेक्षा जास्त स्त्रियांवर अवलंबून असतात. कसे, ते पाहू.

माता आणि पिता या दोघांपासून तिसराच एक नवीन जीव जन्माला यायचा, तर त्यासाठी मुख्यत: चार गोष्टींची गरज असते. त्या म्हणजे ऋतू, क्षेत्र, अंबु आणि बीज.

१. ऋतू म्हणजे गर्भधारणेसाठी योग्य असे रजस्त्रावानंतरचे काही दिवस.

२. क्षेत्र म्हणजे गर्भाशय.

३. अंबु म्हणजे गर्भासाठी आवश्यक तो पोषक अंश.

४. बीज म्हणजे संपूर्ण मानव बनण्याचे सर्व अतिसूक्ष्म अंश ज्यात आहेत, असा शरीरातील सूक्ष्म भाग.

५. योग्यरितीने या सर्व गोष्टी एकत्रित येणे हा यातला पाचवा महत्त्वाचा घटक आहे.

पहिल्या चारपैकी पहिले तीन घटक हे संपूर्णपणे स्त्रियांच्या कक्षेत येतात. चौथा घटक म्हणजे बीज, त्यातही स्त्री बीज व पुरुष बीज असे दोन भाग पडतात. म्हणजेच या चौथ्या घटकाचासुद्धा अर्धा भाग स्त्रीच्या अधीन आहे. म्हणजेच अपत्य निर्मितीसाठी गुणोत्तर काढायचे झाले, तर आठपैकी सात भाग मातेचे आणि एक भाग पित्याचा असे होते.

गर्भधारणा होणार किंवा नाही, म्हणजेच गर्भ अस्तित्वात येणार किंवा नाही, जर गर्भधारणा झालीच तर संपूर्ण नऊ महिन्यांपर्यंत तो गर्भ नीट वाढणार किंवा नाही, की मधेच गर्भस्त्राव, कमी दिवसांचा प्रसव किंवा गर्भामध्ये काही विकृती असे काहीतरी प्रसंग घडणार, प्रसूती सुरळीत होणार की तिथेही काही अडचणी येणार

आणि त्यानंतरसुद्धा जितक्या काळापर्यंत बाळ आईचे दूध पीत असते, तोपर्यंत त्याचे पालनपोषण, संरक्षण हे माता नीट करू शकणार किंवा नाही, या सगळ्या गोष्टी जास्तीत-जास्त स्त्रियांच्या आरोग्यावर अवलंबून असतात.

याचाच अर्थ असा, की पुढची पिढी सुदृढ निर्माण व्हायची असेल, तर स्त्रियांच्या आरोग्याकडे लक्ष दिलेच पाहिजे.

फक्त गर्भाशय आणि प्रजनन संस्थाच नव्हे, तर संपूर्ण स्त्रीशरीर निरोगी असणे; मानसिक, बौद्धिक आणि भावनिक पातळीवरसुद्धा ती प्रसन्न असणे, हेही महत्त्वाचे आहे.

ज्या समाजात तसे लक्ष दिले जाते, लहानपणापासून मुलींना महत्त्व दिले जाते आणि त्यांच्या आरोग्याकडे, शरीर आणि मनाच्या विकासाकडे लक्ष दिले जाते, त्या समाजातील पुढच्या पिढ्यासुद्धा शारीरिक, मानसिक, बौद्धिक अशा सर्वच दृष्टीने सुदृढ आणि उत्तम गुणाच्या निपजतात, हे वैद्यकीय सत्य आहे.

या पार्श्वभूमीवर आपल्याकडे काय परिस्थिती आहे, हे खरेच प्रामाणिकपणे तपासून बघायला हवे. चरकसंहितेत याच सर्व गोष्टी एका वाक्यात सांगितलेल्या आहेत.

❖❖❖

'अपत्यानां मूलं नार्याः परं नृणाम्।' - (च.चि.३०/५)

अर्थ : अपत्याच्या उत्पत्तीसाठी पुरुषांपेक्षा स्त्रियांचे महत्त्व अधिक असते.

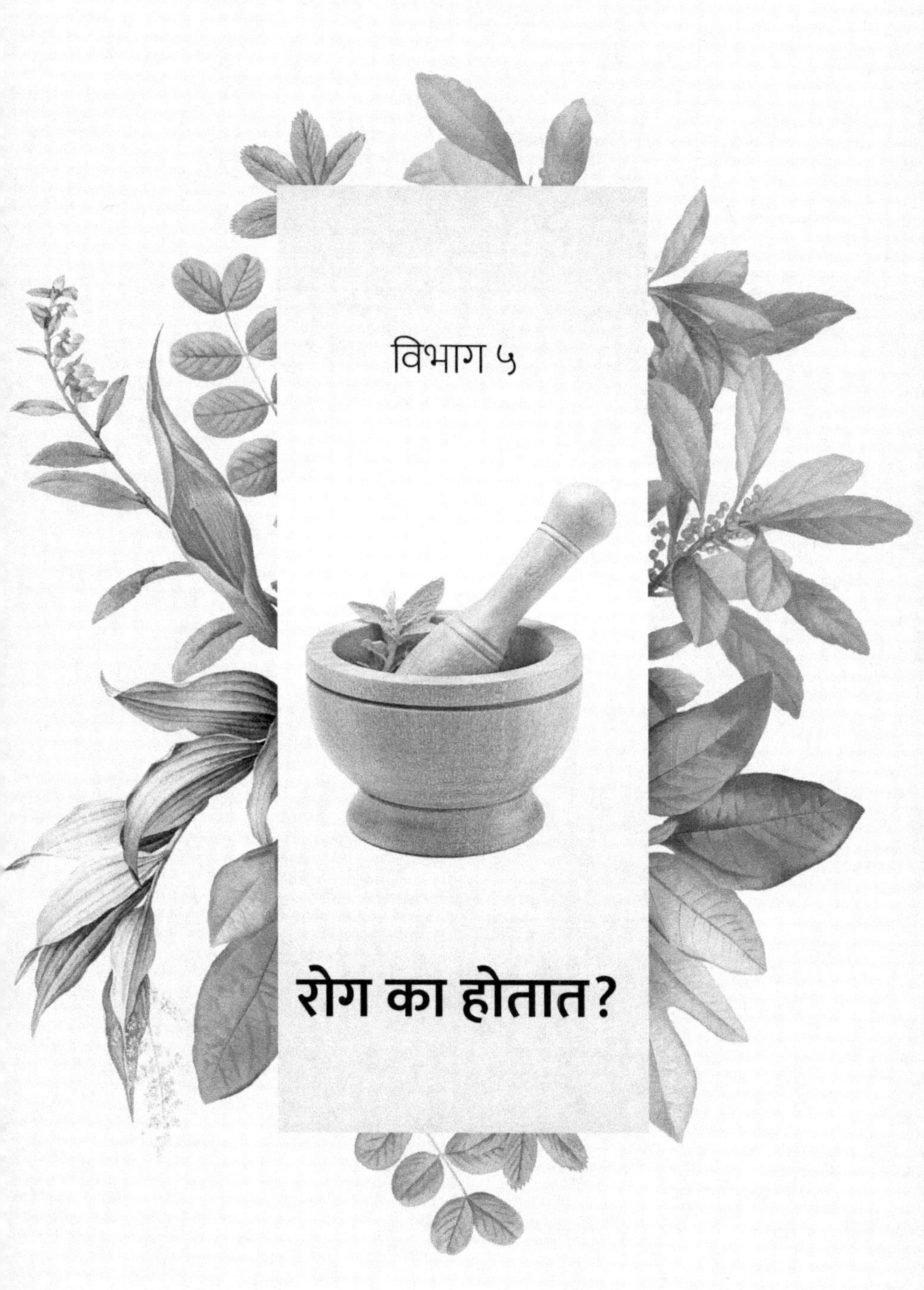
विभाग ५
रोग का होतात?

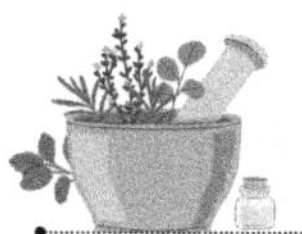# दोन आश्रय आणि तीन कारणे

आपल्याला होणारा कुठलाही रोग हा एक तर शरीरात काहीतरी बिघाड घडवून आणत असेल किंवा मनाच्या कामांमध्ये बाधा करत असेल. म्हणजेच शरीर आणि मन अशी रोगांची दोन आश्रयस्थाने आहेत. या दोन्ही ठिकाणी होणाऱ्या रोगांची समान कारणे अगदी थोडक्यात सांगायची, तर ती तीन शब्दांत सांगता येतील. 'हीनयोग, अतियोग आणि मिथ्यायोग' हे ते तीन शब्द.

हीनयोग म्हणजे जरुरीपेक्षा कमी वापरणे, अतियोग म्हणजे जरुरीपेक्षा जास्त वापरणे आणि मिथ्यायोग म्हणजे चुकीच्या पद्धतीने उपयोग करणे. काळ (ऋतू), बुद्धी आणि आपली इंद्रिये यांच्या संदर्भात हे तीन शब्द आले आहेत.

१. काळाचा अतियोग, हीनयोग आणि मिथ्यायोग : उदाहरणार्थ पावसाळा आहे आणि नेहमी त्या भागात जेवढा आवश्यक आहे, तेवढाच पाऊस पडला. हा झाला काळाचा सम्यक् योग. म्हणजे योग्य तेच प्रमाण.

पावसाळ्यात खूपच जास्त पाऊस पडणे, शेतीसकट जमिनीसुद्धा वाहून जाणे, प्रचंड प्रमाणात पूर येणे आणि नुकसान होणे, हा काळाचा अतियोग.

पावसाळा असूनही खूपच कमी पाऊस पडणे हा हीनयोग व पावसाळा नसताना अवकाळी पाऊस पडणे हा मिथ्यायोग. असेच थंडी आणि उन्हाळ्याच्याही बाबतीत म्हणता येईल. असे विचित्र वातावरण गेल्या काही वर्षांपासून आपण अनुभवत आहोत आणि परिणामी रोगांमध्ये वाढ झालेलीसुद्धा दिसून येत आहे.

२. बुद्धीचा हीन, मिथ्या व अतियोग : बुद्धीचा वापरच न करता झापड लावल्याप्रमाणे केवळ सांगितलेली किंवा शारीरिकच कामे करत राहणे, हा अयोग. सातत्याने बौद्धिक आणि वैचारिक ताणतणावाची कामे करत राहणे हा अतियोग आणि

दुसऱ्याचे वाईट होईल अशा पद्धतीने विचार करत राहणे, अहंकार, ईर्षा, मत्सर, चांगल्या घटनेतूनही चुकीचे अर्थ काढत राहणे, वाईट आणि विनाशक कामांसाठी आपली बुद्धी वापरणे हा बुद्धीचा मिथ्यायोग आहे. बुद्धीच्या अशा चुकीच्या वापरामुळे अनेक व्यक्ती मनोरुग्ण असल्याची लक्षणे दाखवत असलेली आपण आसपास बघतो आणि त्याचा दुष्परिणाम हा फक्त त्यांनाच नव्हे, तर त्यांच्या आसपासच्या व्यक्ती आणि समाजालासुद्धा भोगावा लागतो.

३. इंद्रियांचा हीन, मिथ्या व अतियोग : यात ज्ञानेंद्रिये, कर्मेंद्रिये व मनही आले. डोळे, नाक, कान, त्वचा आणि चव घेणारी जीभ ही पाच ज्ञानेंद्रिये आहेत. कारण बाहेरच्या जगाचे ज्ञान ती आपल्याला करून देतात. हीच जीभ जेव्हा बोलण्याचे काम करते, तेव्हा ती कर्मेंद्रिय असते. याचबरोबर वस्तू उचलणारे आणि ते धरून ठेवणारे हात, चालणारे पाय, मलमूत्र उत्सर्जन करणारी गुद आणि मूत्रमार्ग ही इंद्रिये आणि कामसुखाचा अनुभव घेणारी जननेंद्रिये ही पाच कर्मेंद्रिये आहेत. याचबरोबर या सर्व ठिकाणी असणारे मन हे अकरावे इंद्रिय आहे. या एकादश इंद्रियांचा हीनयोग, अतियोग आणि मिथ्यायोग निश्चितपणे शारीरिक किंवा मानसिक किंवा दोन्हीही प्रकारच्या रोगांना कारणीभूत ठरतो. उदाहरणार्थ कान.

कानांचा बिलकूल वापर न करणे किंवा कमी करणे हा हीनयोग. सतत काही ना काही ऐकतच राहणे. विशेषतः इयरफोन, हेडफोन कानात घालून गाणी किंवा काहीही ऐकत राहणे, सातत्याने फोनवर राहणे हा अतियोग. तसेच सातत्याने चुकीच्या गोष्टी बीभत्स गोष्टी, शिव्या-शाप, भांडणे, भीतिदायक कथा ऐकत राहणे, वाजवीपेक्षा खूप कमी आवाजात किंवा अत्यंत मोठ्या आवाजात ऐकण्याची सवय असणे हा मिथ्यायोग. असेच बाकीची ज्ञानेंद्रिये आणि सर्व कर्मेंद्रियांच्या बाबतीतही म्हणता येईल.

मनाच्या बाबतीत सांगायचे, तर प्रत्येक छोट्यामोठ्या गोष्टींमध्ये अतिशय हळवेपणा असणे, काही झाले तरी लगेच टचकन् डोळ्यात पाणी येणे. कुठलाही निर्णय हा भावनेच्या भरात घेणे, हा झाला मनाचा अतियोग. याउलट कुठलीही संवेदनशीलता न बाळगता धडाधड कठोर निर्णय घेत सुटणे, हा मनाचा हीनयोग आहे. आणि सारासार विचार न करता कधीही, कसेही वागणे, बोलणे हा मनाचा मिथ्यायोग आहे. हे सर्व थोडक्यात म्हणजे अगदी दोन ओळींच्या श्लोकात चरकसंहितेत आले आहे. कमीत-कमी शब्दांत जास्तीत-जास्त अर्थ सांगणे म्हणजेच 'अल्पाक्षरत्वे सति

बहु अर्थबोधकत्वं सूत्रत्वं ।'याचे अतिशय उत्तम उदाहरण म्हणजे हा श्लोक आहे.

कालबुद्धीन्द्रियार्थानां योग: मिथ्या न च अति च।
द्वयाश्रयाणां व्याधीनां त्रिविध: हेतु संग्रह:॥ - (चरकसंहिता, सूत्रस्थान, १/५४)
असा तो श्लोक आहे.

◆◆◆

शरीरजानां दोषाणां क्रमेण परमौषधं
बस्तिविरिकोवमनं तथा तैलं घृतं मधु।
धीधैर्यात्मादि विज्ञानं मानसदोषौषधं परम्॥ (अहृसू १/२५, २६)

अर्थ : शारीरिक दोषांसाठी म्हणजेच वात-पित्त-कफ यांसाठी अनुक्रमे बस्ति, विरेचन आणि वमन हे शोधन उपक्रम श्रेष्ठ आहेत, तर शमन उपक्रमांमध्ये तैल, घृत व मध ही उत्तम आहेत.

मानसिक व्याधींसाठी धीर देणे, बुद्धीची स्थिरता, धैर्य राखणे, आणि आपला व आपल्या हिताचा विचार करणे हे श्रेष्ठ आहे.

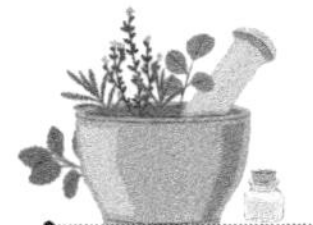

न पचलेला उपद्रव

जेवढे खाल, तेवढे संपूर्ण पचवा, हाच मूळ मुद्दा आहे.

आपण काय खातो, हे जितके महत्त्वाचे, तितकेच ते पचवू शकतो का? हेसुद्धा महत्त्वाचे आहे. नाहीतर सकस, पौष्टिक अन्न खाल्ले तर जाते, पण पचवायची ताकद नसल्याने ते अर्धवटच पचते. मग हा न पचलेला भाग शरीराला उपद्रव करत इथे तिथे हिंडत राहतो. आयुर्वेदात या अशा न पचलेल्या भागाला 'आम' असे नाव आहे. अम्लपित्त, आमवात अशा अनेक मोठ्या व चिकट रोगांचा संबंध थेटपणे या न पचलेल्या भागाशी आहे. किंबहुना *रोगा: सर्वेऽपि मंदेग्नौ:।* म्हणजेच पचवायची शक्ती नसतानाही खाणे, हे सर्व रोगांचे कारण आहे.

हा आयुर्वेदातील महत्त्वाचा सिद्धांत आहे. कुठलाही आहार घेतल्यानंतर एका टप्प्यावर त्याचा अन्नरस तयार होतो. यानंतर शरीराला आवश्यक असा भाग म्हणजे सारभाग आणि बाहेर फेकून देण्यायोग्य भाग म्हणजेच मल आणि मूत्र (किट्टभाग). असे दोन्हींचे विभाजन होते.

जाठराग्नी म्हणजे खाल्लेले अन्न पचवण्याची व्यवस्था. हा अग्नी नीट काम करत असेल, तर सारभाग हा सगळ्याच्या सगळा शरीरात शोषला जातो आणि पुढे त्याचे रूपांतर रक्त, मांस इत्यादींच्या पोषणासाठी, उर्जा, शक्ती निर्माण करण्यासाठी होते. हा जर मंद झाला, म्हणजे त्याने आपले काम करायचे कमी केले, तर आमाची निर्मिती होते. हा आम शरीरात निर्माण होण्याची कारणे काय आहेत? तर अर्थातच चुकीच्या मात्रेत, चुकीच्या पद्धतीने घेतलेला चुकीचा आहार.

जे पदार्थ एकमेकांबरोबर खाल्ले, तर दोघांचा एकत्रित परिणाम हा शरीराला अपायकारक ठरेल, अशा पदार्थांच्या जोड्या, त्याला आयुर्वेदात 'विरुद्ध आहार' असे म्हटले आहे. जसे की, दही आणि मासे, दूध आणि फळे, ताक गरम करून पिणे, पदार्थ शिजवताना त्यात दही घालणे, गरम पदार्थांमध्ये मध घालून खाणे

अशी काही उदाहरणे सांगता येतील. गरम गरम जेवत असताना फ्रीजमधील थंडगार कोल्ड ड्रिंक त्याच्यासोबत पीत राहणे. हे दिसायला फॅशनेबल दिसले, तरी अतिशय विचित्र असा हा विरुद्ध आहार आहे. दूध घालून केलेल्या चहाबरोबर शेव, फरसाण इत्यादी तिखट-मिठाचे पदार्थ खाणे हाही प्रकार यातलाच.

तरुण वर्गात लोकप्रिय असणारा सिझलिंग ब्राऊनी हा पदार्थ. यात केकसारखी ब्राऊनी, त्यावर अतिथंड आइस्क्रीम आणि लगेचच त्या आइस्क्रीमवर नुकतेच वितळवलेले अतिगरम चॉकलेट! आणि हे लगेचच खायचे. तुम्हीच सांगा, पोटात गेल्यावर याचे काय होईल? हे पदार्थ स्वतंत्रपणे जेवढे नुकसान करत नाहीत, तेवढे एकमेकांसोबत आल्यानंतर पचायला फार त्रास देतात आणि शरीरात आमाची निर्मिती होते.

विरुद्ध आहाराबरोबरच 'अध्यशन' म्हणजे पोट भरलेले असूनसुद्धा गरजेपेक्षा जास्त खाणे आणि 'अजीर्ण भोजन' म्हणजेच पहिले खाल्लेले पचायच्या आधीच दुसरे काहीतरी खाणे. हीदेखील शरीरात आम निर्माण होण्याची म्हणजेच खाल्लेला आहार न पचण्याची महत्त्वाची कारणे आहेत.

रोजच्या रोज पोट साफ न होणे म्हणजेच आधी सांगितल्याप्रमाणे मळभाग संपूर्णपणे शरीराच्या बाहेर न जाता तो थोडा थोडा शरीरातच साठत राहणे, हेदेखील आम निर्माण होण्याचे महत्त्वाचे कारण आहे. सातत्याने शरीरात असा आम निर्माण होत राहिल्यास त्याची लक्षणे तर दिसतातच; पण पुढे जाऊन बरे व्हायला कठीण असे अनेक गंभीर रोग होतात. त्यामुळेच ग्रंथांमध्ये याला विषाची उपमा दिली आहे.

तर याला ओळखायचे कसे?

विशेष श्रम न करताही थकवा जाणवायला लागला, कुठलेही लहानसहान काम करायलासुद्धा आळस वाटू लागला, शरीर जड वाटू लागले, ढेकर आणि अधोवायू (गॅसेस) सरण्यामध्ये त्रास व्हायला लागला, तोंडाला पाणी सुटू लागले, तोंडाची चव गेली आणि सतत गळून गेल्यासारखे वाटू लागले, पोट नीट साफ हेईनासे झाले, तर समजून जावे की ही आमाची लक्षणे आहेत. यावरचे उपचार हे सगळे तीक्ष्ण, उष्ण, तिखट, कडू, तुरट असे आहेत; परंतु प्रत्येक रुग्णाच्या बाबतीत तीच औषधे चालतील असे नाही. म्हणून निदान (डायग्नोसिस) आणि उपचारांचा भाग आपल्या वैद्यांवर सोपवून मुळात शरीरात आम निर्माणच होऊ नये, यासाठी काळजी घेणे आपल्या हातात आहे. आणि ते जास्त कठीणही नाही.

त्यासाठी जेवायच्या वेळा नियमित ठेवणे, दोन जेवणांच्यामध्ये काहीही न खाणे, एकमेकांच्या विरुद्ध जातील असे काहीतरी विचित्र फ्युजन करून नवीनच पदार्थ बनवून खायच्या नादी न लागणे आणि पोट भरल्याचा इशारा आला, की खायचे थांबवणे. कारण नसताना आणि तहान नसताना उगाचच पाणी पीत राहण्याचे टाळणे, असे काही

सोपे सोपे उपाय आहेत. थंडीच्या दिवसात कोमट पाणी पिणे, जेवायच्या अर्धा तास आधी आल्याची एक छोटीशी चकती त्याच्यावर मीठ भुरभुरून तोंडात ठेवणे, यानेही हा आम शरीरात यायला अडथळा होऊ शकतो.

जे अन्नाच्या बाबतीत, तेच इतरही बाबतीत. चव घेणे, आजूबाजूच्या गोष्टी बघणे, आवाज ऐकणे, वास घेणे, स्पर्श घेणे आणि अगदी माहिती आणि ज्ञान मिळवणेसुद्धा. हे सर्व समजण्याची म्हणजेच पचवायची आपली पूर्वतयारी आहे का? याचा विचार महत्त्वाचा. इंटरनेटवरून मिळालेली वैद्यकीय माहिती कितीही अचूक असली, तरीही त्यातला नेमका अर्थ समजण्याची पात्रता वैद्याचे काही प्राथमिक पूर्वशिक्षण असेल, तरच येते. अन्यथा न पचलेले हे ज्ञान नुकसानच करेल, हे नक्की.

थोडक्यात काय, तर तोंडातून, नाकातून, डोळ्यांतून, कानातून, त्वचेतून जे जे आपण शरीराच्या आत घेणार आहोत, ते ते शरीराशी एकरूप करण्याची शक्ती आधी मिळवलेली आहे का? याचा विचार प्रथम करायला हवा. तरच उत्तम पचनाच्या दृष्टीने सुरुवात होईल आणि मगच ते शरीरावर, मनावर आणि आत्म्यावर दिसेल.

आजच्या इंटरनेट आणि माहितीच्या धो धो कोसळणाऱ्या धबधब्याच्या युगात तर याकडे जास्तच लक्ष देण्याची गरज आहे. विशेषतः नको त्या वयात, नको ते व्हिडिओ लहान मुलांच्या हातात पडणे याबाबतीतसुद्धा. लैंगिक विकृती, वाढती हिंसकता, पाळी येण्याचे वय कमी होणे, बालपण हरवत जाणे अशा अनेक गंभीर गोष्टी या न पचणाऱ्या माहितीमुळेच वाढत असल्याचे आपण पाहत आहोत. दुर्दैवाने खाणे आणि पचवणे म्हटले, की अन्नाबरोबरच पैसापण लोकांच्या मनात येतो. याबाबतीत मात्र हा नियम नाही. कारण पैसा ही खाण्याची गोष्टच नाही. पचणे फार लांबची गोष्ट. खाल्लेल्या पैशाचा सगळाच्या सगळा भाग उपद्रवी होतो आणि कुठल्या ना कुठल्या मार्गाने तोही बाहेर दिसतोच.

◆◆◆

अर्थ : आले आणि सैंधव मीठ हे जेवणापूर्वी नेहमी खावे. त्यामुळे भूक चांगली लागते, अन्नाचे पचन व्यवस्थित होते, अन्न रुचकर लागते; तसेच जीभ आणि घसा शुद्ध होतात. म्हणजेच जीभ आणि घशामध्ये जर कशाचा थर बसला असेल, तर तोही यामुळे निघून जातो आणि साधे अन्नही अधिक रुचकर लागते.

वेग आणि अवरोध

तिचे स्वतःचे बुटीक आहे. सकाळी दहा वाजल्यापासून ते संध्याकाळी सात-साडेसातपर्यंत ती तिथेच असते आणि एवढ्या सगळ्या वेळात एकदाही टॉयलेटला जाऊ शकत नाही. कारण त्या जागेवर आसपास कुठेच लेडीज टॉयलेट नाही. हे असे गेली तीन-चार वर्षे चालू आहे.

दुसरी एक पेशंट आहे. कामाचा भाग म्हणून तिला नेहमी प्रवास करावा लागतो. बाहेरच्या टॉयलेटमध्ये गेले तर युरिनरी इन्फेक्शन होते, असे कोणीतरी डोक्यात भरवलेले. त्यामुळे बसच्या प्रवासात बारा ते अठरा तासांपर्यंत किंवा ट्रेनमध्ये असली, तरी यापेक्षा अधिक काळसुद्धा ती टॉयलेटला जातच नाही. हेपण खूप वर्षे झाली चालू आहे.

अशाच इतरही पेशंट्स आहेत. सगळ्यांच्या तक्रारी सारख्याच. लघवी अडकल्यासारखी होते, साफ होत नाही, लघवी करताना दुखते, जळजळ होते, थोडी थोडी होते, ओटीपोटात दुखते, पाळीच्या वेळीसुद्धा खूप त्रास होतो आणि पोटही रोजच्या रोज साफ होत नाही. भूक लागत नाही, अन्नावर वासना जात नाही, खाल्लेले पचत नाही, त्यामुळे वजन सारखे कमी कमीच होत आहे.

अधूनमधून अशा तक्रारी येतच राहतात आणि हे सगळे वाढल्यानंतर त्याचा परिणाम व्यवसाय आणि नोकरीवरसुद्धा होतो.

वरच्या दोन्ही रुग्णांमध्ये सगळ्या तक्रारींचे एक समान कारण आहे, ते म्हणजे मूत्र प्रवृत्ती आली, तरीसुद्धा ती रोखून धरणे आणि अशीच सवय लागून जाणे. आपल्या शरीरात अनेक क्रिया एकाच वेळी घडत असतात आणि सगळ्या क्रिया एकमेकांवर अवलंबून असतात. बाहेरून हवा, पाणी, अन्न अशा गोष्टी शरीरात घेतल्या, की त्याला प्रतिसाद म्हणून काही क्रिया अनुक्रमे सुरू होतात आणि या साखळीचा शेवट म्हणून काही पदार्थ शरीराच्या बाहेर नैसर्गिकपणे फेकले जाणे हे व्हावे लागते. या

फेकल्या जाण्याच्या नैसर्गिक प्रेरणेला आयुर्वेदात 'वेग' असा शब्द आहे आणि ती क्रिया न करता तो रोखून धरणे याला 'वेगावरोध' हा शब्द आहे.

वेग म्हटले, की गती किंवा स्पीड अशा अर्थाचे काहीतरी डोळ्यांसमोर येते; पण आयुर्वेदामध्ये वेग या शब्दाला काही निश्चित असा अर्थ आहे. शरीरात निर्माण झालेली जोरदार अशी नैसर्गिक जाणीव, त्यालाच वेग हा शब्द आयुर्वेदात वापरला आहे. ही जाणीव झाली, तरीही आवरून धरणे, याला 'वेगावरोध' असे नाव आहे आणि असे करणे हे अनेक गंभीर रोगांचे कारण आहे.

वरवर दिसायला किरकोळ वाटणारी ही गोष्ट प्रत्यक्षात फार मोठे विकार निर्माण करत असते. विशेषतः भूक आणि मलमूत्र आवरून धरण्याची सवय असणे, ही सध्या अगदी नेहमी आढळणारी गोष्ट आहे. यातून उद्भवणाऱ्या रोगांवर उपचार करताना ही सवय सोडण्याचा सल्ला देणे हाही उपचारांचाच महत्त्वाचा भाग असतो.

शरीरात आणि मनातही असे अनेक वेग निर्माण होत असतात. त्यांचे दोन प्रकार आहेत. एक म्हणजे थांबवू नयेत असे, यांना 'अधारणीय' वेग म्हणतात. मूत्र, मल, वीर्य, अपानवायू, उलटी, शिंक, ढेकर, जांभई, भूक, तहान, अश्रू, झोप, दमल्यामुळे लागलेला श्वास असे हे तेरा वेग आहेत. यातच खोकल्याचाही अंतर्भाव केला आहे. यांपैकी प्रत्येक वेग रोखल्यामुळे होणाऱ्या त्रासाचे सविस्तर वर्णन जे ग्रंथांतून दिले आहे, ते प्रत्यक्षातही आज बघायला मिळते. असा होणारा त्रास टाळण्यासाठी वेगाची जाणीव होताच, ती ती नैसर्गिक क्रिया होऊ द्यावी.

चरकसंहितेत काही नेमकी निरीक्षणे नोंदवलेली आहेत. हजारो वर्षांपूर्वी लिहून ठेवलेल्या या गोष्टी आजही व्यवहारात बघायला मिळतात. त्यांचे निरीक्षण असे आहे, की पुरोहित, राजसेवक, व्यापारी आणि गणिका (देहविक्रय करणाऱ्या) यांना त्यांच्या व्यवसायामुळे सतत वेगविधारण करावे लागते आणि त्यामुळे या चार व्यवसायांतील मंडळी कायम सदातुर म्हणजे नेहमीच काही ना काही रोगाने ग्रस्त असलेली अशी असतात.

हे अधारणीय वेग रोखू नयेत; तसेच ते मुद्दामहून उत्पन्नही करू नयेत ही गोष्टपण तितकीच महत्त्वाची आहे.

दुसऱ्या प्रकारातील वेग मात्र आवरून धरावे असे असतात. त्यांना 'धारणीय' वेग असे म्हणतात. क्रोध, लोभ, अहंकार, ईर्षा, शोक, भय, निर्लज्जता, दुसऱ्याचे धन घेण्याची इच्छा इत्यादी. काही प्रसंगात आणि काही काळापुरत्या अशा इच्छा सगळ्यांच्याच मनात उत्पन्न होत असतात; पण यावर नियंत्रण ठेवणे, हे शरीराच्या, मनाच्या आणि समाजाच्यासुद्धा आरोग्यासाठी आवश्यक असते. अशा मानसिक वेगांवर लगाम न घालता वारंवार ते उघड होत राहिले, तर अनेकविध मानसिक

आजार त्यातून निर्माण होतात.

कठोर बोलणे, खोटे बोलणे व नको तेव्हा बोलणे हे वाणीचे (वाचा, बोलणे) धारणीय वेग आहेत.

शारीरिक धारणीय वेग म्हणजे दुसऱ्याला त्रास देणारे काम, परस्त्री भोग, चोरी, हिंसा इत्यादी.

वरील वेगांवर ताबा राहिला नाही, तर मन व शरीर निरोगी राहू शकत नाही, म्हणून ते टाळावेत.

अधारणीय वेगांचे वेळीच उत्सर्जन व धारणीय वेगांचे संयमन हा अनेक रोगांपासून वाचण्याचा सोपा उपाय आहे.

♦♦♦

सदैव ते हि आगतवेगनिग्रहं
समाचरन्ते न च कालभोजनम्।
अकालनिर्हारविहारसेविनो
भवन्ति येऽन्येऽपि सदातुराश्च ते॥ (चरक)

अर्थ : जे सदैव मल-मूत्रादी वेगांचा अवरोध करतात, ज्यांच्या जेवणाच्या वेळा नियमित नाहीत; तसेच झोप आणि इतर गोष्टीही वेळेवर नसतात, ते नेहमी रोगांनी पीडित राहतात.

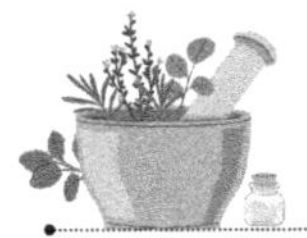

कमजोर कडी कौन (स्थानवैगुण्य)

बऱ्याच वेळा आपल्याला हितकर नाही असे खाणे, वागणे आपल्याकडून घडते. त्यामुळे लगेचच रोग होतील असे नाही; पण वारंवार असे होत गेले, तर शरीरातील काही जागा कमकुवत बनू लागतात. पुढे जाऊन रोगांची निर्मिती करण्यात अशा जागांचा फार मोठा वाटा असतो. छोटेसे जरी निमित्त झाले, तरी अशा कमकुवत जागांवरच प्रथम हल्ला होतो आणि अशी माणसे इतरांपेक्षा फार लवकर आजारी पडतात. आयुर्वेदात अशा वीक पॉईंट्सना किंवा कमकुवत जागांना 'स्थानवैगुण्य' असा शब्द आहे. रोगाची कारणे टाळण्याबद्दल जसे लक्ष दिले जाते, तितकेच लक्ष अशा कमकुवत जागा शरीरात निर्माणच होऊ नयेत, याकडेही दिले पाहिजे.

वयाच्या तिशी-पस्तिशीतच अचानक एखादा माणूस दगावणे, जिममध्ये वर्कआउट करता करता मृत्यू होणे, अशा बातम्या ज्या हल्ली वाढत आहेत. असे मृत्यू दिसायला जरी अचानक किंवा कुठल्याही कारणाशिवाय झालेत असे वाटले, तरी बऱ्याच काळापासून होत राहिलेला चुकीचा आहारविहार आणि त्यातून उद्भवलेले हे स्थानवैगुण्य यामध्ये महत्त्वाचे कारण असू शकते. अम्लपित्ताच्या रुग्णाला वैद्याने जर खूप तिखट, मिरची, मिरे, मसालेदार असे पदार्थ खाऊ नका असा सल्ला दिला, तर 'मला पहिल्यापासूनच भरपूर तिखट खायची सवय आहे, आत्तापर्यंत काहीच कसे झाले नाही?' हे रुग्णाचे उत्तर असते.

आत्तापर्यंत ते हळूहळू होत होते. तुम्हाला ते कळले नाही आणि काहीतरी निमित्त झाले आणि रोग दिसायला लागला हे त्याचे कारण आहे. वारंवार होणारे किंवा केले जाणारे गर्भपात (ॲबॉर्शन्स) ही गोष्ट वाटते तेवढी किरकोळ नाही. प्रत्येकवेळी गर्भाशयाची आणि त्या संपूर्ण सिस्टीमची काही ना काही क्षती होत असते. त्याची क्षमता कमी होत असते. याबरोबर होणारे मानसिक नुकसान हा वेगळाच मुद्दा. त्यावेळी जरी काही झाले नाही, तरीही तिथे येत राहणारा थोडा थोडा कमकुवतपणा

हा पुढे जाऊन गर्भाशयाच्या आणि वंध्यत्व संदर्भातल्या अनेक मोठ्या व्याधींचे कारण ठरते.

डिलिव्हरी झाल्यानंतरचा दीड महिन्यापर्यंतचा जो काळ असतो, त्या काळात खाण्यापिण्याचे, वागण्याचे काही नियम पाळायला सांगतात, ते यासाठीच. नऊ महिन्यांपर्यंत पडलेला गर्भधारणेचा ताण आणि प्रसववेदना यामुळे हे सर्व अवयव थोडे थोडे कमकुवत बनलेले असतात. त्यांच्यामध्ये पुन्हा पूर्वीची शक्ती येईपर्यंत काही दिवस काळजी घ्यावीच लागते. नाहीतर पुढे जाऊन कंबरदुखं, पांढरे जाणे, अतिरक्तस्त्राव, अवयवांचा ढिलेपणा, सततचा थकवा, मानसिक चिडचिड असे अनेक रोग या कमजोर कडीची काळजी न घेतल्यामुळे झालेले दिसून येतात.

हेडफोन किंवा इयरफोन कानात घालून मोठ्या आवाजात सतत काहीतरी ऐकत राहणारी मुले हे आजकाल नेहमी दिसणारे दृश्य आहे. आपल्याच कानांना ही मुले रोज हळूहळू कमकुवत करत राहत असतात. ऐकण्याच्या क्षमतेबरोबरच मेंदूची एकाग्र होण्याची, विचार करण्याची क्षमतासुद्धा रोज कणाकणाने कमी होत जाते आणि जी इंद्रिये कमीत-कमी पन्नास-साठ वयापर्यंत साथ द्यायला सक्षम आहेत, ती दहा-वीस वर्षे अलीकडेच मान टाकू लागतात. स्वतःच्या हातानेच स्वतःच्या किल्ल्याला खिंडार पाडण्याचा हा प्रकार आहे. मग रोग नावाचा शत्रू शरीरात आरामात प्रवेश करेल, यात नवल ते काय? जे कानाच्या बाबतीत तेच डोळ्यांच्या बाबतीत. मोबाईल, टीव्ही आणि लॅपटॉप या तिन्हींपैकी काही ना काही दिवसातला जास्तीत-जास्त काळ डोळ्यांसमोर असतेच. बघण्याची क्षमता आणि डोळे या अवयवाला इथे आपणच आपल्या हाताने कमजोर कडी बनवत असतो. हे कुठेतरी थांबायची गरज आहे.

राजकारणातले उदाहरण डोळ्यासमोर असले, तर विषय फार चटकन लक्षात येईल. एखाद्या पक्षाचे कुठले आमदार फुटू शकतात? तर ज्यांच्या मनात दीर्घकाळापर्यंत असंतोष आहे. छोट्या छोट्या गोष्टींमुळे पक्षात राहण्याचा त्यांचा रस कमी होत गेला आहे. पक्ष फोडताना बाहेरचा पक्ष नेमक्या अशाच कमजोर कडीवर म्हणजेच स्थानवैगुण्यावर हल्ला करतो. वरवर दिसायला जे कारण असते, ते केवळ निमित्त असते. स्थानवैगुण्य निर्माण होणे, ही बराच काळापर्यंत सुरू असणारी क्रिया आहे. थोडे लक्ष दिले, तर आपण हे सहजपणे टाळू शकतो.

शरीरातल्या सगळ्या यंत्रणा सुरळीत ठेवण्यासाठी आयुर्वेदाने दिनचर्या, ऋतुचर्या, परिचर्या, सद्वृत्तपालन अशा गोष्टी दिल्या आहेत. यातही सातत्य राखणे महत्त्वाचे असते. खरेतर मुद्दामहून काही करायची गरज नाही. जे पिढीजात परंपरेने चालू आहे, तेच थोडा सारासार विचार करून चालू ठेवणे. व्यवसाय किंवा नोकरीमुळे काही गोष्टी

शक्यच नसतील, तर दुसऱ्या पर्यायाचा उपयोग करून शरीराच्या या यंत्राची सतत निगा राखत राहणे, हा शरीरात कमकुवत जागा निर्माणिच न होऊ देण्याचा सोपा उपाय आहे. प्रत्यक्ष रोग समोर उभा ठाकेपर्यंत वाट बघायला नको. कमजोर कडी तुटली, तर प्रसंगी आयुष्याची साखळीही तुटू शकते. म्हणून जी कमजोर कडी आहे, ती वेळीच मजबूत बनवू या आणि इतर कड्या कमकुवत बनणे वेळीच टाळू या.

❖❖❖

कुपितानां हि दोषाणां शरीरे परिधावताम् ।
यत्र संङ्ग खवैगुण्याद् व्याधिस्तत्रोपजायते।। सु.सू. २४/१०

अर्थ : (चुकीच्या आहार विहारामुळे) बिघडलेले वात पित्त कफ हे दोष शरीरात जिथे दुर्बळ स्थान मिळेल, तिथेच आश्रय घेऊन रोग उत्पन्न करतात.

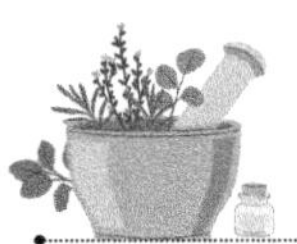 प्रज्ञापराध-कळतेय, पण वळत नाही!

जन्माला घालतानाच प्रत्येक सजीवाच्या बुद्धीमध्ये निसर्गाने अशी सोय करून ठेवलेली असते, की आपल्यासाठी चांगले काय? वाईट काय? आपले आरोग्य कशाने चांगले राहील आणि नुकसान कशाने होईल? याची जाणीव त्याला मुळातच असते.

काय खावे, कसे वागावे, काय करू नये याबद्दल सामान्यतः प्रत्येकाला उपजतच कल्पना असते.

प्राण्यांमध्ये हे अगदी ठळकपणे बघायला मिळते. शाकाहारी प्राणी चुकूनही शिकार आणि मांसाहार करणार नाहीत. वाघ-सिंहासारखे शिकारीवर जगणारे काही झाले, तरी गवत खाणार नाहीत. त्यांचा जो आहार आहे, तोदेखील पोट भरल्यानंतर खाणे बंद करतील. कारण असेच वागणे आपल्यासाठी योग्य आहे, हे ज्ञान त्यांना उपजतच असते.

माणसालाही ते असते, पण काहीवेळा मोहामुळे म्हणा किंवा मनाची जी सूचना आहे, ती पाळण्याचे धैर्य नसल्यामुळे म्हणा किंवा इतर काही कारणांनुळे या मनाच्या सूचनांचे पालन केले जात नाही. यालाच आयुर्वेदात 'प्रज्ञापराध' असा शब्द आहे.

'धीधृतिस्मृतिविभ्रंशात् कर्म यद् कुरूते अशुभम्।
प्रज्ञापराधं तं विद्यात् सर्वदोषप्रकोपणम्॥' - (चरकसंहिता, शा.१/१०२)

अर्थ : आपली बुद्धी, धैर्य आणि स्मरणशक्ती यांचे न ऐकल्यामुळे वागण्या-बोलण्यामध्ये ज्या चुका होतात, त्यालाच प्रज्ञापराध हे नाव आहे आणि आपले आरोग्य बिघडण्याचे तेच कारण आहे.

धी म्हणजे बुद्धी. योग्य तेच करणे आणि अयोग्य ते टाळणे. हे निर्णय तर्कशुद्ध

विचार करून घेणे, हे बुद्धीचे काम; पण माहीत असूनही चुकीचे वागणे, हा बुद्धीने केलेला शरीराचा अपराध आहे.

उदाहरणार्थ, व्यायाम न केल्याने शरीराची नासाडी होईल हे बुद्धीला तर माहीत असते; पण आळस किंवा वेळ नसल्याच्या सबबींचा आधार घेत व्यायाम टाळतच राहणे हा बुद्धी किंवा धीविभ्रंश.

जंक फूडमध्ये शरीराला हितकर असे कुठलेही पोषक किंवा पाचक अंश नसतात. त्याने झाले, तर शरीराचे फक्त नुकसानच होते. याचे ज्ञान असूनसुद्धा चवीच्या मागे जाऊन किंवा इतर काही कारणाने सतत तेच खात राहणे, हादेखील बुद्धीभ्रम किंवा धीविभ्रंश आहे.

दारू, सिगारेट यांसारखी व्यसने आपल्या शरीराची धूळदाण उडवतील हे माहीत असूनही काही वेळा मित्रमंडळी किंवा पार्ट्यांमध्ये नको म्हणण्याचे धैर्य नसल्यामुळे असे चुकीचे वागणे सुरूच राहते. हा धृतिविभ्रंश.

अमुक एक पदार्थ खाल्ल्यामुळे यापूर्वी असा असा त्रास झाला होता, याचे स्मरण तर असते; परंतु ते डावलून पुन्हा तसेच चुकीचे खाणेपिणे केले जाते. हा स्मृतिविभ्रंश. थोडेसे प्रयत्न केले आणि मनाचा खंबीरपणा ठेवला, तर अशा पद्धतीचा प्रज्ञापराध आपण सहज टाळू शकतो आणि ही चांगली सवय आपले शरीर आणि मन ठणठणीत राखण्यासाठी खूप मदत करते.

◆◆◆

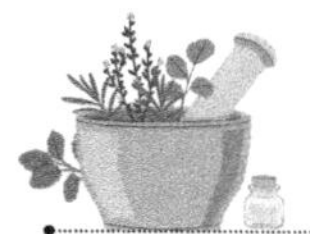 # एकाकडून दुसऱ्याला

'पँडेमिक' हा शब्द आजकाल सर्वांना माहीत आहे. एकाच वेळी समाजाच्या मोठ्या भागावर हल्ला करणारा आणि एकाकडून दुसऱ्याला असा पसरत जाणारा रोग, असे याचे थोडक्यात स्वरूप असते. म्हणूनच यांना 'संसर्गजन्य रोग' असे म्हणतात.

सुश्रुतसंहितेमध्ये असे एका व्यक्तीकडून दुसऱ्याला उपसर्ग होणारे रोग म्हणून यांना 'औपसर्गिक रोग' असा शब्द वापरला आहे आणि हे कसे पसरतात, ते सांगणारा श्लोकसुद्धा अतिशय बघण्यासारखा आहे. त्या श्लोकाचा अर्थ असा की, वारंवार एकमेकांच्या अंगाचा स्पर्श होणे, श्वासोच्छ्वासातून, जेवणावळीमध्ये जेवणे, शय्या; तसेच आसन सामायिकपणे वापरणे, एकमेकांची वस्त्रे, अलंकार, सौंदर्यप्रसाधने वापरणे. या सर्व कारणांमुळे एका व्यक्तीकडून दुसऱ्याकडे रोगाचे संक्रमण होते. उदाहरणार्थ - कुष्ठ, ज्वर, क्षय, डोळे येणे इत्यादी. अशा रोगांना 'औपसर्गिक रोग' असे नाव आहे. तो श्लोक असा -

प्रसंगात् गात्रसंस्पर्शात् निःश्वासात् सहभोजनात् ।
सहशय्यासनाच्चापि वस्त्रमाल्यानुलेपनात् ॥
कुष्ठं ज्वरं च शोषं च नेत्राभिष्यंद एव च।
औपसर्गिक रोगास्ते संक्राम्यन्ति नरात् नरम् ॥ (सु.नि.५/३४.)

हजारो वर्षांपूर्वी वर्णन केलेली ही सगळी कारणे आज आपल्याला तोंडपाठ आहेत. कारण ती प्रत्यक्षाच्या आधारावर सिद्ध झाली आहेत. नुकत्याच येऊन गेलेल्या कोरोनाच्या लाटांमुळे या सर्व कारणांना खूप जास्त प्रसिद्धी मिळाली आहे; पण कोरोना व्यतिरिक्तसुद्धा असे अनेक रोग आहेत, ज्यांचीही सर्व कारणे जाणून घेऊन ती टाळली, तर खूप गंभीर आणि सांसर्गिक रोग आपण टाळू शकतो.

मोठ्या प्रमाणात जे संसर्गजन्य रोग होतात, त्यांना 'एपिडेमिक' किंवा आयुर्वेदात 'जनपदोद्ध्वंस' असे म्हटले आहे. (जनपद म्हणजे गाव, शहर. अशा जनसमूहाचा विध्वंस करणारे रोग म्हणजेच जनपदोद्ध्वंस.) अशा लाटांमध्ये ज्यांची प्रतिकारशक्ती चांगली असते, अशा व्यक्ती जास्त टिकून राहतात असे निदर्शनास आले आहे. ही प्रतिकारशक्ती एका दिवसात निर्माण होत नाही. लहानपणापासूनच जर काही चांगल्या सवयी असतील, तर त्यातूनच हे व्याधीक्षमत्व शरीरात निर्माण झालेले असते.

पूर्वीपासूनच आपल्या रोजच्या जीवनात स्वच्छतेच्या काही सवयी आवर्जून लावून घ्याव्यात आणि काही आवर्जून टाळाव्यात, असे वडिलधाऱ्या व्यक्ती सांगत आल्या आहेत. बाहेरून आल्यावर प्रथम पादत्राणे काढून, हात-पाय धुवून मगच घरात शिरणे, शौचालयातून आल्यानंतर हात स्वच्छ धुणे, जेवणापूर्वी हात स्वच्छ धुणे, जेवणानंतर किंवा काहीही खाल्ल्यानंतर खळखळ चुळा भरून दातही स्वच्छ करणे, एकमेकांचे उष्टे न खाणे, अन्नाची नासाडी न करणे, रात्री दही न खाणे, महिन्यातून एकदा पोट साफ करण्यासाठी एरंडेल घेणे, रोज तुळशीची दोन-चार पाने तोंडात टाकणे, संध्याकाळच्या वेळी घरात थांबणे, देवाला दिवा लावणे, प्रार्थना करणे, अशुभ गोष्टी किंवा अशुभ चिन्हे घरात किंवा अंगावर न लावणे, अशुभाचा उच्चारही न करणे, अशा असंख्य सवयी 'घरचे वळण' या नावाखाली पिढ्यान्‌पिढ्या लोकांनी अंगी बाळगल्या होत्या. कारण प्रत्येक सवयीमागे शास्त्रीय कारण होते. शरीराचे आणि मनाचे स्वास्थ यातून आपोआप टिकवले जायचे.

बाहेरून आलेलेच बूट घालून घरभर वावरणे, रात्री जागत राहणे, दुपारपर्यंत झोपेत राहणे, केव्हाही, काहीही आणि कसेही जेवणे अशा सवयी जशा वाढत गेल्या, जसजसे जुन्या सवयींची टिंगल करण्याचे प्रमाण वाढत गेले, तसे हळूहळू घरांघरांतले स्वास्थ्य हरवत गेले. रोगप्रतिकारशक्ती कमी होऊ लागली आणि घराघरांत रोगांचा शिरकाव जास्त प्रमाणात होऊ लागला.

कोरोनाच्या निमित्ताने हे चक्र पुन्हा पहिल्या बिंदूवर येऊन थांबल्यासारखे वाटत आहे. लोक पुन्हा आपल्या जुन्या सवयींकडे वळू लागल्याचे काही प्रमाणात तरी दिसत आहे. यानिमित्ताने का होईना, आयुर्वेदावरचा विश्वास वाढत असलेला दिसत आहे.

◆◆◆

शरीराणि च अतिस्थूलानि अतिकृशानि अनिविष्ट मांसशोणितास्थीनि दुर्बलानि असात्म्य आहार उपचितानि अल्पाहारानि अल्पसत्वानि च भवन्ति अव्याधिसहानी। विपरीतानि पुनः व्याधिसहानि। चसू२८/७

अर्थ : व्याधिक्षमत्व (रोगप्रतिकारक शक्ती) ही खालील प्रकारच्या व्यक्तींमध्ये खूपच कमी असते.

अतिस्थूल, अतिकृश, विशेषतः ज्यांचे मांस, रक्त आणि अस्थि दुर्बल आहेत, शक्ती कमी असलेले, शरीराला त्रास देणारा आहार नेहमी घेणारे, जरुरीपेक्षा कमी जेवणारे, तसेच भित्रे लोक.

याउलट गुणाचे जे असतात, त्यांच्यामध्ये रोगांचा प्रतिकार करण्याची क्षमता चांगली असते.

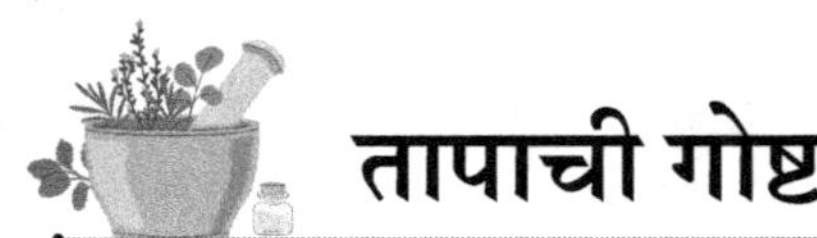

तापाची गोष्ट

आयुर्वेदात काही गोष्टी रूपकात्मक पद्धतीने सांगितल्या आहेत. ज्वराच्या उत्पत्तीचीही अशीच एक रूपक कथा चरकसंहितेमध्ये आली आहे.

दक्षाच्या यज्ञामध्ये सतीला आमंत्रण नव्हते, तरीही माहेरच्या ओढीने ती गेली. तिथे झालेला अपमान सहन न होऊन तिने यज्ञकुंडात आत्मार्पण केले. यामुळे शंकराने क्रुद्ध होऊन आपल्या निश्वासातून क्रोधाग्नी रूप वीरभद्राची निर्मिती केली व त्याने दक्षाच्या संपूर्ण यज्ञाचा विध्वंस केला. इथपर्यंत कथाभाग आपल्या सर्वांना माहीत आहे. यानंतर आपली कामगिरी पार पाडल्यावर वीरभद्र शंकरासमोर आला.

"आता मी काय करावे?"

त्यावर महादेवांनी आज्ञा केली की,

"आता तू पृथ्वीवर जा आणि जिथे जिथे घाण, अस्वच्छता दिसेल, तिथे ज्वररूपाने वास्तव्य कर."

तेव्हापासून 'ज्वर' हा रोग पृथ्वीवर आढळू लागला आणि रुद्रकोप हे ज्वर म्हणजेच ताप येणे या रोगाचे मूळ कारण ठरले. (आयुर्वेदाच्या इतरही ग्रंथांमध्ये थोड्याफार फरकाने हीच कथा आली आहे.) शिव, शुभ, शंकर म्हणजेच मांगल्य, पवित्रतेचे, शांततेचे, सरळ, नैसर्गिक साधेपणाचे प्रतीक आहे; परंतु जर रागावला, तर संपूर्ण विनाशाचीही क्षमता बाळगून आहे.

ज्वर किंवा ताप येणे हे नेहमीच साधे लक्षण असत नाही. आपल्याबरोबर तो आणखीही काही रोगांचा किंवा लक्षणांचा लवाजमा घेऊन येतो. प्रसंगी रोग्याच्या मृत्यूच्याही शक्यता असतात. खाणे, वागणे आणि विचार यांच्यामधली अस्वच्छता, अतिक्रोध आणि निसर्गाच्या विपरीत वागणे ही या ज्वराची मूळ कारणे आहेत. मग निमित्त कुठलेही असो. अर्थातच ज्वर किंवा ताप याचे उपचार हे सर्व स्वच्छता, शांतता, स्थिरता, शीतलता हे गुण शरीरात वाढवणारे असावेत, असा या छोट्याशा

रूपककथेचा अर्थ आहे.

यानंतर ज्वराची कारणे, त्याचे प्रकार, लक्षणे, उपचार, तो बरा झाल्यानंतरही मागे उरणारी लक्षणे, पुन्हा होऊ नये म्हणून घ्यायची काळजी या सगळ्यांबद्दल शास्त्रीय परिभाषेत पुढे सांगितलेले आहेच. हा सर्व भाग वैद्यमंडळी सांभाळतील. आपण फक्त या रूपककथेतून काय बोध घ्यायचा ते लक्षात घेऊ या.

शरीराची, मनाची आणि वागण्यातलीसुद्धा अस्वच्छता हे ताप येप्याचे महत्त्वाचे कारण आहे. ते असले की, रोगांचे अदृश्य राक्षस शरीरात, मनात, बुद्धीत आणि आत्म्यामध्येसुद्धा चटकन प्रवेश करतात. ताप हा कधी फक्त शरीराचा असत नाही. *'देह इंद्रिय मनस्ताप'* हे ज्वराचे लक्षण आहे. फक्त शरीराचे तापमान वाढणे एवढेच नव्हे, तर त्याचबरोबर सगळी इंद्रिये आणि मन यांच्यावरसुद्धा रोगाचा परिणाम होत असतो.

दुसरी गोष्ट म्हणजे ज्वर हा कधी एकटा येत नाही. कधी रोग म्हणून आला, तरी इतरही मोठी लक्षणे असतातच. कधी दुसऱ्या रोगाचे लक्षण म्हणूनसुद्धा येतो, तेव्हाही लवाजमा असतोच. म्हणून शुद्धता, स्वच्छता, पवित्रता, मांगल्य या गोष्टी फक्त ज्वरच नव्हे, तर इतरही अनेक रोगांना दूर ठेवण्याचे उपाय आहेत आणि जर रोग झाले, तर त्यांना पळवून लावण्यात औषधांबरोबरच हे पथ्यसुद्धा महत्त्वाची भूमिका साकार करते.

अशीच एक रूपककथा राजयक्ष्मा म्हणजेच क्षय (ज्याला आपग टीबी म्हणून ओळखतो.) या रोगाचीसुद्धा दिली आहे. ही कथा परत कधीतरी.

❖❖❖

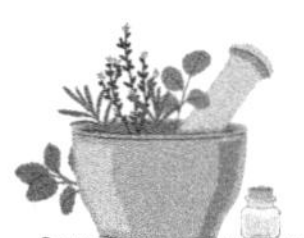

कमी-अधिक चालायचेच

चंचलता हे वातदोषाचे वैशिष्ट्यच आहे. त्यामुळे ज्यांची प्रकृती वातप्रधान आहे, त्यांच्यातसुद्धा मूड सतत बदलत राहणे, मधूनच छान, उत्साही, मस्त आनंदी मूड आणि अचानक उदास, निराश हे असे चालूच असते. यात विकृती काही नाही. एखादी गोष्ट, व्यक्ती आवडायलाही वेळ लागणार नाही आणि लगेचच मनातून ती उतरेलही.

वातप्रकृती लोकांचा तो स्वभावच आहे. जन्मजात लक्षणच आहे आणि ते अगदी नॉर्मल आहे. हे लक्षण जसे स्वस्थ माणसांमध्ये असते; तसेच ते वाताच्या रोगांमध्येसुद्धा मिळते. विषमता म्हणजेच कधी जास्त आणि कधी कमी.

वेगावस्था आणि अवेगावस्था असणे, हे सगळ्या वातरोगांचे समान लक्षण आहे. म्हणजे एरवी सगळे ठीक असते; पण काही निमित्त होते आणि मधूनच लक्षणे वाढतात. मग सगळे पुन्हा ठीक. काही काळानंतर पुन्हा रोगाची लक्षणे, असे प्रदीर्घ काळापर्यंत चालूच राहते.

'अपायो लघुता पुनः ।' असे हे सूत्र आहे. याचे उत्तम उदाहरण म्हणजे सांधेदुखीशी संबंधित सगळे रोग थंडीच्या दिवसात डोके वर काढणार. उन्हाळ्याच्या दिवसात थोडे दबून राहतील. त्वचारोगांचेही असेच आहे. बरे झाल्यासारखे वाटतात; पण पुन्हा पुन्हा डोके वर काढत राहतात.

दम्याचे वेग पावसाळ्यात वाढतील. कोरड्या ऋतूमध्ये नाही. एवढ्यासाठीच फक्त लक्षणे दिसली, तरच औषधे घ्यायची आणि लक्षणे नसताना आरामात राहायचे किंवा रोगाची कारणे वाढवत राहायचे, असे करून चालत नाही. जेव्हा दम्याचा त्रास वाढेल, तेव्हाच पंप किंवा श्वासनलिका विस्तार करणाऱ्या काही गोळ्या घेणे किंवा तेवढेच घेत राहणे. सांधे जास्त दुखायला लागतील, तेव्हाच वेदनाशमन करणारी काही औषधे घेणे, हे या रोगांवरचे उपाय नव्हेत. हे लक्षणांवरचे उपचार झाले. या उपायांपेक्षा अधिक महत्त्वाचे म्हणजे जेव्हा लक्षणे नसतील, त्या काळात औषधे घेत राहणे आणि पथ्य

सांभाळत राहणे. असे केले, तर पुढच्या ऋतूमध्ये होणारा त्रास कमी व्हायच्या शक्यता खूप वाढतात.

अनेक आयुर्वेदिक चिकित्सालयांमध्ये 'वासंतिक वमन' हा उपक्रम राबवला जातो. यात शरीरातील साठलेला कफ एकत्रित करून तो उलटीवाटे बाहेर काढणे हे उपचार वसंत ऋतूमध्ये करतात. कारण यानंतर ग्रीष्म आणि नंतर वर्षा ऋतू सुरू होणार असतो. वर्षा ऋतू हा दम्याच्या रुग्णांना अतिशय त्रासदायक ठरतो. म्हणून याआधीच साठणाऱ्या आणि साठलेल्या कफाला शरीराबाहेर काढले जाते. ग्रीष्म ऋतूत वमन दिले, तर त्याचे दुष्परिणाम होऊ शकतात, म्हणून वसंत ऋतूमध्ये हा उपचार केला जातो.

यामुळे रोगाची लक्षणे वाढवणारा पावसाळा, ढगाळ वातावरण जेव्हा येते, तेव्हा त्याचे प्रत्यक्षात परिणाम सर्वच आयुर्वेद तज्ज्ञांना मिळतात. त्यांचे जुनाट दम्याचे (म्हणजेच जीर्ण तमकश्वासाचे) रुग्ण वर्षा ऋतूमध्ये मुद्दाम फोन करून सांगतात, की या सीझनला त्रास खूप कमी होतोय किंवा जो होतोय त्याची तीव्रता खूप कमी आहे. पुढच्या वर्षी वासंतिक वमनाच्या शिबिरात असे रुग्ण स्वतःहून नाव नोंदवतात.

थंडीच्या दिवसात होणाऱ्या सांधेदुखीचेपण असेच आहे. वर्षा ऋतूमध्ये जर वाताचे नियंत्रण करणारा बस्तीचा उपक्रम केला, तर यानंतर येणारा थंडीचा काळ हा सांधेदुखीच्या रुग्णांना खूप सुसह्य होऊ शकतो. म्हणून कमी-अधिक होणे हा जर वाताचा आणि वाताच्या रोगांचा स्वभाव असेल, तर त्यावरचे उपाय आणि पथ्यपाणी हे तो कमी असतानाच केले पाहिजेत. म्हणजे जास्त असतानाचा काळ येणारच नाही किंवा सुसह्य होईल.

अशा रितीने आयुर्वेदाचे आणि आयुर्वेद चिकित्सकांचे लक्ष्य हे फक्त लक्षणे कमी करून रोग्याला तात्पुरते बरे वाटण्याचा अनुभव देणे, एवढ्यापुरतेच मर्यादित नसते. तर रोगाच्या मुळापर्यंत जाऊन रोग शरीराबाहेर मुळासकट उखडून टाकणे आणि तो पुन्हा पुन्हा शरीरात येणार नाही, याचाही बंदोबस्त करणे, हे आयुर्वेद तज्ज्ञांचे अंतिम उद्दिष्ट असते.

◆◆◆

वातस्य उपक्रम: स्वेद: स्नेह: संशोधनं मृदु।
स्वाद्वम्ललवणोष्णानि भोज्यानि अभ्यंग मर्दनम्।। अह्सू. १३/१

अर्थ : वाताच्या रोगांवर उपचार करताना मुख्यतः स्नेहन (अभ्यंग, मालिश), स्वेदन, सौम्य पंचकर्मे यांचा समावेश करावा. आहारात विशेष करून गोड, आंबट, खारट (नमकीन) उष्ण गुणाचे पदार्थ असावेत.

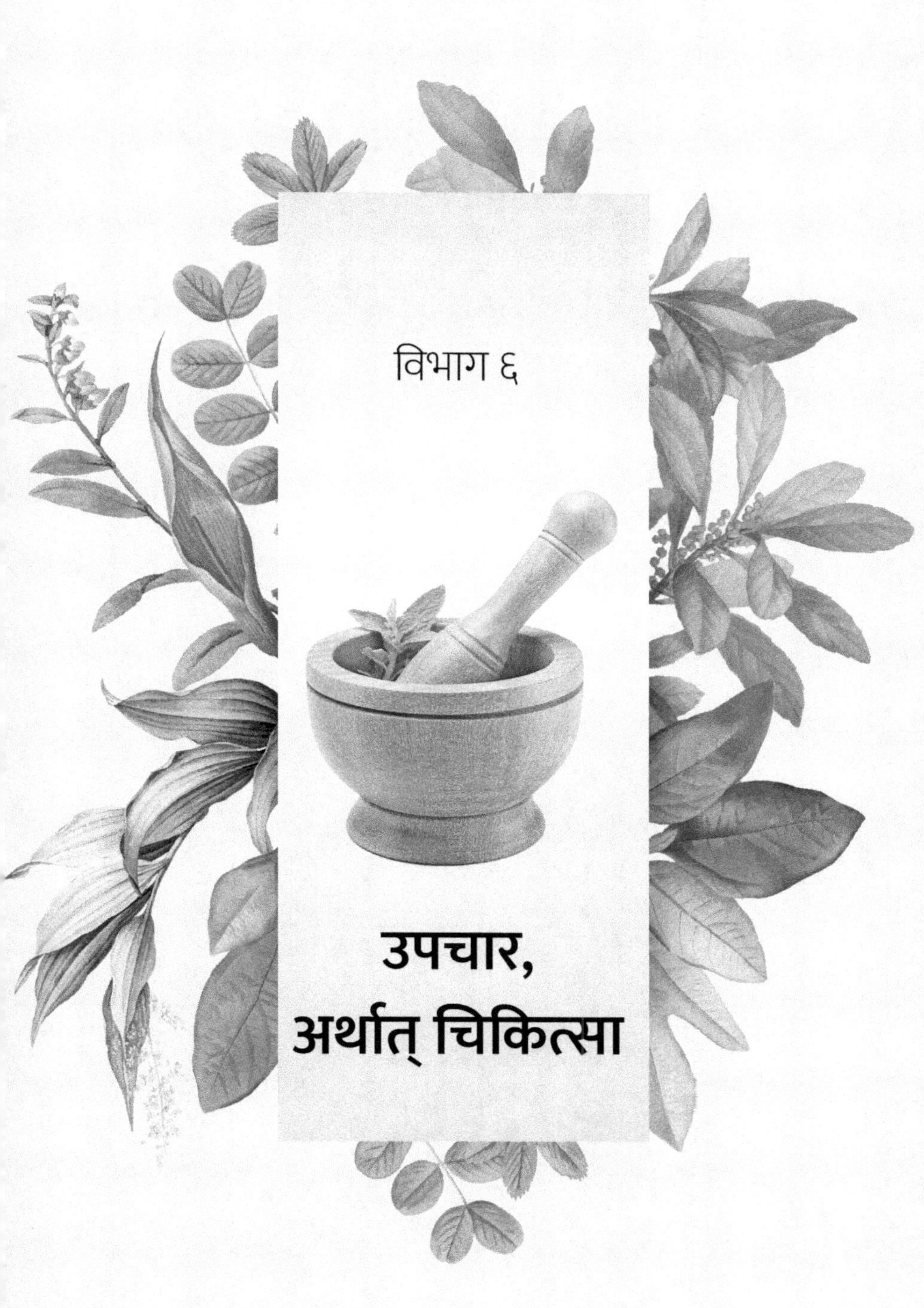
विभाग ६
उपचार,
अर्थात् चिकित्सा

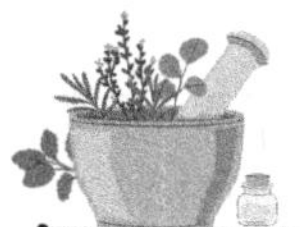 शुद्ध आणि संपूर्ण चिकित्सा

एखाद्या रोगासाठी किंवा लक्षणासाठी आपण उपचार घेत असतो. त्याने मूळ तक्रारी तर बंद होतात, पण त्याच उपचारांमुळे आरोग्याच्या काही नवीनच समस्या उद्भवतात. आयुर्वेदात याला शुद्ध चिकित्सा म्हणत नाहीत. कुठल्याही आयुर्वेदिक चिकित्सकाचे ध्येय संपूर्ण आणि शुद्ध चिकित्सा करणे हेच असते.

मूळ रोग बरा करत असतानाच त्या उपचारांमुळेच दुसरा नवीन त्रास निर्माण होणार नाही, याची खबरदारी घेणे, ही शुद्ध चिकित्सा आहे.

एका व्याधीबरोबरच कधीकधी त्यातूनच दुसरा रोग उद्भवलेला असतो. याला 'उपद्रव' असे शास्त्रीय नाव आहे. मूळ रोगाचे उपचार करताना तिकडेही लक्ष द्यावे लागते. याशिवायही व्याधीशी संबंधित नसलेली काही लक्षणे असतात. रुग्ण हा उपचारानंतरही पुन्हा रुग्णच राहील, हे ती लक्षणे सांगत असतात. त्यांना दुर्लक्षून चालत नाही. रोग बरा झाल्यानंतरसुद्धा त्याचे परिणाम म्हणून शरीरातील काही भाग कमकुवत राहतात. यांना आयुर्वेदात 'उदर्क' असे नाव आहे. अगदी रोगानंतर येणारा अशक्तपणाही यातच येतो. हेच कमकुवत घटक पुन्हा फार चटकन रोग उत्पन्न करू शकतात. म्हणूनच त्यांनाही शक्ती देऊन पुन्हा निरोगी बनवणे, हे झाल्यानंतरच खरी संपूर्ण चिकित्सा होते.

म्हणजेच ज्या लक्षणांसाठी रुग्ण आला आहे, त्या विकृतीचे योग्य उपचार, फक्त रोगाची लक्षणे गेली, म्हणजे रोग बरा झाला असे नाही. म्हणूनच वैद्याचे आणि रुग्णांचेही लक्ष्य अशी शुद्ध व संपूर्ण चिकित्सा घेणे, हेच असले पाहिजे. रोग्याचे रिपोर्ट नॉर्मल येणे आणि त्याचे स्वास्थ्य पुन्हा प्रस्थापित होणे, या दोन्ही गोष्टींमध्ये फरक आहे.

❖❖❖

'द्विविधास्तु खलु भिषजो भवत्यग्निवेश!
प्राणानामेकेऽभिसरा हन्तारो रोगाणां।
रोगाणामेकेऽभिसरा हन्तारः प्राणानामिति॥' - (च.सू. २९/५)

अर्थ : हे अग्निवेश! वैद्य दोन प्रकारचे असतात. एक प्राणदाता आणि रोगनाशक असा एक (प्राणाभिसर). आणि दुसरा रोगदाता आणि प्राणनाशक (रोगाभिसर).

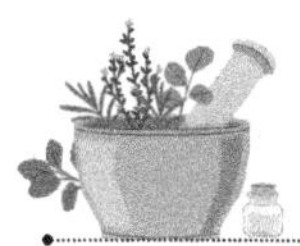

आरोग्याकडे नेणाऱ्या चार पायऱ्या

चिकित्सा चतुष्पाद

आपल्याला काही आजार झाला, तर तो बरा होणार की वाढत जाणार, हे मुळात चार गोष्टींवर अवलंबून असते. त्या चार गोष्टी म्हणजे, आपण स्वतः, आपले वैद्य, आपली काळजी घेणारी मंडळी (परिचारक) आणि औषधे.

या चार गोष्टींना आयुर्वेदात 'चिकित्सा चतुष्पाद' असे म्हटले आहे. प्रत्येकाचे चार-चार गुण सांगितले आहेत आणि या निकषांवर तो तो घटक आपणच तपासून घ्यायचा आहे. आपल्यावर उपचार करणारा वैद्य कसा निवडायचा, औषध कसे हवे, परिचारकामध्ये कोणते गुण असायला हवेत आणि महत्त्वाचे म्हणजे रोगी या नात्याने लवकर बरे होण्यासाठी आपण स्वतः कसे असायला हवे, या सगळ्या गोष्टींवर प्रकाश टाकणारा एक श्लोक आहे. त्याचे पहिले चरण असे -

भिषग् द्रव्याणि उपस्थाता रोगी पादचतुष्टयम्।
चिकित्सितस्य निर्दिष्टं प्रत्येकं तद् चतुर्गुणम्।।

(अह. सू. १/३२, आयुष्कामीय अध्याय)

(हा या श्लोकाचा पत्ता आहे. अष्टांग हृदय हे ग्रंथाचे नाव, त्यातील सूत्रस्थान हा विभाग, त्या विभागातील पहिला अध्याय, पहिल्या अध्यायातील बत्तीसावा श्लोक. आयुर्वेद क्षेत्रात श्लोकांचे पत्ते असेच लघुलिपीत (शॉर्टकट) लिहायची पद्धत आहे.)

रोगी कधी बरा होणार, हे ठरवणारे इतरही काही घटक असतात. ते म्हणजे, रोग किती जुना आहे, रोगाची शक्ती किती आहे, रुग्णाची शक्ती किती आहे, व्याधीचा प्रकार गंभीर आहे की साधा, रोग्याची प्रकृती आणि रोग यांतील दोष एकच आहे, की वेगवेगळे आहेत. यांसारख्या अनेक गोष्टी रुग्ण किती लवकर बरा होणार हे ठरवतात; परंतु सध्या आपण चिकित्सा चतुष्पादांबद्दल बोलू या.

या चार घटकांपैकी प्रत्येकाकडून काय काय अपेक्षा आहेत, हे क्रमशः पुढच्या भागांमध्ये पाहू.

प्रत्येक घटकाचे प्रत्येकी चार-चार गुण सांगितले आहेत. आपण याचे स्कोअरिंग करू शकतो. असे प्रत्येकी चार-चार गुण म्हणजेच एकूण १६ गुण खाली दिल्याप्रमाणे प्रत्येक गुणासाठी एक किंवा अर्धा किंवा पाव असे गुण देत जावे. शेवटी सोळापैकी किती गुण मिळाले त्यावरून आपला आपल्याला अंदाज येईल.

❖❖❖

क्वचित् धर्मः क्वचित् मैत्री क्वचिदर्थः क्वचिद्यशः।
कर्माभ्यासः क्वचित् चेति चिकित्सा नास्ति निष्फला॥

अर्थ : केलेले उपचार कधी वाया जात नाहीत. कधी पुण्य मिळते, कधी मैत्रीचा लाभ होतो, कधी पैसा मिळतो, तर कधी यश, नावलौकिक तर मिळतोच. अगदीच यांपैकी काही मिळाले नाही, तर वैद्यकीय ज्ञानाचा सराव तरी होतोच होतो.

आपण कधी बरे होणार, हे ठरवणारे चार घटक म्हणजे - वैद्य, औषध, परिचारक आणि रोगी. हे आपण यापूर्वी बघितले. या प्रत्येकाचे चार-चार गुण त्याकाळी ग्रंथात सांगितले होते. आजही ते तितकेच कालसुसंगत आहेत. या चारांमध्ये सर्वांत आधी वैद्यांबद्दल सांगितले आहे. कारण रोगमुक्तीच्या या मिशनचा तो मास्टरमाईंड असतो.

आपल्या आजाराबद्दल माहिती घेऊन त्याचे विश्लेषण करून पूर्व अनुभव आणि ग्रंथातील ज्ञान यांची योग्य सांगड घालत तो त्याचे उपचार ठरवणार. हीच उपचारांची रूपरेषा पुढे परिचारक आणि रोगी यांनी पाळायची, असे अपेक्षित असते. या उपचारांमध्ये औषधी पोटात घेणे, पंचकर्म, लेप, अवगाह यांसारखे बाह्य उपचार व आवश्यक तर शस्त्रकर्म, अग्निकर्मांसारखे उपचारही असतात. पथ्य आणि अपथ्य तर असतेच. ही रूपरेषा मुळातच जर चुकीची आखली गेली, तर पुढे इतर तीन घटक योग्य असले तरीही यशाची शक्यता कमीच. वैद्य जर योग्य असेल, तर इतर तीन घटकांच्या थोड्याफार कमतरतासुद्धा तो नियंत्रित करू शकतो. म्हणूनच वैद्य या घटकाला सर्वाधिक महत्त्व आहे आणि म्हणूनच वैद्याची निवड करताना अतिशय सजग राहिले पाहिजे.

दक्ष तीर्थात्तशास्त्रार्थ दृष्ट कर्मा शुचिः भिषक्। (अह.सू. १/२८)

१. दक्ष म्हणजे आपल्या कामामध्ये कुशल, निपुण, सक्षम. (एक्सपर्ट)

२. तीर्थात्तशास्त्रार्थ म्हणजे शास्त्रातील मूळ ग्रंथ वाचून; तसेच आपल्या शिक्षकांकडून समजून घेऊन शास्त्रामधील विधाने आणि त्यांचे अर्थ यांचा व्यवस्थित अभ्यास केलेला तात्त्विक भाग. (थिअरी.)

३. दृष्टकर्मा म्हणजे आपल्यापेक्षा ज्येष्ठ वैद्यांनी केलेले उपचार प्रत्यक्ष पाहिलेला व त्यांच्या मार्गदर्शनाखाली हे उपचार अनेकदा प्रत्यक्ष स्वतः केलेला. (प्रॅक्टिकल)

४. शुचि म्हणजे शुद्धता. ही शारीरिक तर हवीच; पण आचारशुद्धतेला वैद्यांच्या बाबतीत जास्त महत्त्व आहे.

असे वैद्यांचे चार गुण असले पाहिजेत. वैद्यांच्या नैतिकतेची कधी नव्हती, एवढी गरज आजच्या काळात निर्माण झाली आहे. काया, वाचा आणि मन या तिन्ही बाबतीत त्यांचा व्यवहार शुद्धच असावा अशी अपेक्षा आहे. हा सगळा सकारात्मक भाग झाला.

आपल्यावर उपचार करण्यासाठी ज्याची निवड केली आहे, त्याचे शिक्षण कुठल्या संस्थेत झाले इथपासून माहिती काढली पाहिजे. वैद्यकीय शिक्षण संस्थांमध्ये गुणवत्ता नसलेल्या अपात्र उमेदवारांना इतर निकषांवर मिळालेले प्रवेश, त्यानंतरही अभ्यास आणि मेहनत यांव्यतिरिक्त इतर मार्गांनी त्यांचे उत्तीर्ण होत जाणे, उत्तीर्ण झाल्यानंतर प्रत्यक्ष कर्माभ्यासासाठी जो कालखंड निर्धारित केलेला आहे, त्या वेळात ते काम न करता इतर मार्गांनी हजेरी भरणे आणि नंतर नैतिकता टांगून ठेवून वैद्यकीय व्यवसाय करत राहणे, अशी उदाहरणे आपल्या आसपास आजच्या काळातही कमी नाहीत. काहीच वैद्यक व्यावसायिक असे आहेत, ज्यांच्यामुळे संपूर्ण वैद्यकीय क्षेत्र बदनाम होत आहे.

वरील चार गुणांची अपेक्षा बघता थिअरी आणि प्रॅक्टिकल म्हणजेच तात्त्विक भाग आणि प्रात्यक्षिक भाग या दोन्हींनाही सारखेच महत्त्व दिले आहे, ही लक्षात घेण्यासारखी गोष्ट आहे. त्या वैद्यक व्यावसायिकाचा इतिहास तपासत गेले, इतर रुग्णांचा अनुभव लक्षात घेतला, तर व्यावसायिक शुचिता लक्षात येऊ शकेल. बोगस डॉक्टरांची परंपराही अगदी त्या काळापासून चालत आलेली आहे. यांना ओळखणेही तितकेच गरजेचे आहे.

छद्मचर (वैद्य म्हणून खोटेच सांगणारे), रोगाभिसर (रोग वाढवणारे), भिषग् ब्रुव (लायकी नसताना स्वतःला वैद्य म्हणवून घेणारे) अशी नावे आणि त्यांची वर्णनेही ग्रंथात आहेत. आता आपणच तपासून घ्यायला हवे, की आपल्यावर उपचार करणारी व्यक्ती निवडताना तिच्यामध्ये वरील चारपैकी किती गुण आहेत?

केवळ भव्य हॉस्पिटल, चकाचक इंटिरियर, कडक युनिफॉर्ममधला स्मार्ट स्टाफ, प्रायव्हेट रूममधला एसी, टीव्ही, रुचकर कँटीन आणि तसेच वैद्यकीय बिलात मिळणाऱ्या काही सवलतींच्या मागे जाऊन आपल्या आरोग्याशी खेळू नये.

❖❖❖

तदेव युक्तं भैषज्यं तद् आरोग्याय कल्पते।
स च एव भिषज: श्रेष्ठ: रोगेभ्यो य: प्रमोचयेत्॥ (चसू १/१३४)

जे औषध आरोग्याची प्राप्ती करून देते, त्यालाच योग्य औषध म्हणावे. तसेच जो वैद्य रोगापासून मुक्ती मिळवून देतो, तोच श्रेष्ठ वैद्य समजावा.

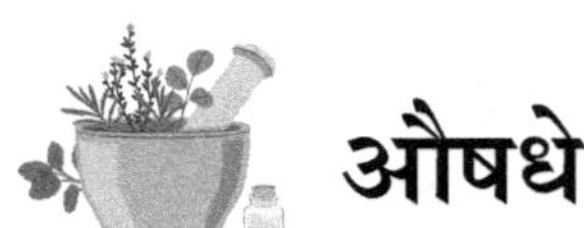

औषधे

योग्य मार्गदर्शकाच्या नजरेखाली शिकलेला, आपल्या कामात कुशल असलेला, प्रत्यक्ष अभ्यासातही अनुभवी आणि सर्वांत महत्त्वाचे म्हणजे व्यावसायिक नैतिकता पाळणारा असे वैद्यकीय व्यावसायिकाचे चार गुण पाहून निवड करावी, याबद्दल आपण पहिल्या भागात बघितले.

आता आदर्श औषध कसे असावे, याबद्दल अधिक जाणून घेऊ. याचेही चार निकष आहेत. औषध म्हणजे आजार बरा करण्यासाठी उपयोगी अशी आहारापेक्षा वेगळी वस्तू आहे. ती खाऊन शरीराच्या आतही काम करेल किंवा शरीराच्या बाहेरूनही त्याचा उपयोग होऊ शकेल.

बहुकल्पं बहुगुणं संपन्नं योग्यं औषधं। (अ.हृ.सू. १/२८)

बहुकल्पं : अनेक प्रकारे, अनेक रूपांमध्ये ते घेता यावे. उदाहरणार्थ, एखाद्या रुग्णाला जर त्रिफळा चूर्ण पावडर स्वरूपात घेणे अवघड जात असेल, तर त्रिफळा घनवटी, फलत्रिकादी क्वाथ किंवा त्रिफला भरड वापरून घरी बनवलेला ताजा काढा, पावडर कोटेड गोळ्या यांसारखे अनेक पर्याय असावेत. काही वर्षांपूर्वीपर्यंत त्रिफला, अशोक आणि अशा बऱ्याच औषधांची सूची भरणे म्हणजेच इंजेक्शनेसुद्धा उपलब्ध होती. सरकारी दवाखान्यातूनही सिद्धी फार्मसीचा हा स्टॉक उपलब्ध असायचा. ती इंजेक्शने चांगले परिणाम दाखवत होती. मी स्वतः अशी अनेक आयुर्वेदिक इंजेक्शने काही वर्षे यशस्वीपणे वापरली आहेत. नंतर नेहमीप्रमाणेच राजकीय म्हणा किंवा इतर काही अवैद्यकीय कारणांमुळे इंजेक्शने मिळणेच बंद झाले.

बहुगुणं : एकाच वेळी अनेक गुण औषधांमध्ये असतील, तर एकच औषध

अनेक व्याधींसाठी, अनेक कारणांसाठी वापरता येऊ शकते. (ब्रॉड स्पेक्ट्रम) हा या औषधाचा गुण आहे. उदाहरणार्थ, कुमारी किंवा कोरफड हे औषध त्वचाविकारांवर, यकृताच्या रोगांवर, स्थौल्यावर आणि पाळीच्या रोगांवरही उपयोगी आहे. तसेच सौंदर्य प्रसाधन म्हणूनही केस आणि त्वचा यांचे सौंदर्य वाढवण्यासाठी याचा उपयोग होतो.

संपन्न : औषधाचे जे गुण अपेक्षित असतील, त्या सर्व गुणांनी परिपूर्ण असे ते असणे. उदाहरणार्थ, एखादी वनस्पती एका विशिष्ट भूमी व वातावरगातच चांगली येत असेल, तर ती तिथूनच मागवावी. एखाद्या विशिष्ट ऋतूमध्ये त्याची साठवणूक करावी असे असेल तर - उदाहरणार्थ, पावसाळा संपून गेल्यानंतर गुळवेल सत्वासाठी कांडे तोडावीत. कारण पावसाळ्यात जर तोडली, तर त्यात पाण्याचा अंश अधिक असल्याने गुळवेलीच्या अपेक्षित गुणांची तीव्रता मिळू शकत नाही आणि कडक उन्हाळ्यात जर तोडली, तर अतिशुष्कतेमुळे त्याचे सत्वही योग्य त्या प्रमाणात मिळत नाही. असेच प्रत्येक वनस्पतीच्या बाबतीत आहे.

यात एक मुद्दा असाही आहे, की वनस्पतीज औषधी असेल, तर वनस्पतीची लागवडही चांगल्या ठिकाणी केलेली असावी. उकिरड्यावर किंवा स्मशानासारख्या अयोग्य ठिकाणी ती रुजलेली नसावी. प्राणिज औषधी असेल, तर त्या प्राण्याचे वय, जाती आणि त्या प्राण्याचा निरोगीपणा यांचाही विचार झालेला असला पाहिजे.

दुसरा मुद्दा असा, की समजा एखादे भस्म आहे, तर बनवण्याच्या सर्व पायऱ्या काटेकोरपणे सांभाळून आणि बनवून पूर्ण झाल्यानंतर भस्माच्या सर्व कसोट्यांमधून ते गेलेले असावे आणि नंतरच रुग्णासाठी त्याचा प्रयोग व्हावा. औषध संपन्न असावे याचा अर्थ त्याचा कच्चामाल, मूळ घटक हेही उत्तम दर्जाचे असावेत आणि त्यावर जे संस्कार (प्रोसेसिंग) केले जातात, तेही योग्य पद्धतीनेच केलेले असावे.

ही सर्व काळजी घेतली असेल, तर औषधाची मात्राही कमी पुरते आणि परिणाम अगदी चटकन आणि अपेक्षित दिसतातच. विशेषतः आयुर्वेदिक भस्मांच्या बाबतीत (त्रिवंगभस्म, वंगभस्म, ताम्रभस्म) काही ओरडा बऱ्याचदा ऐकू येतो. यातला मुद्दामहून केलेल्या अपप्रचाराचा भाग सोडून दिला, तरीही कुठलेही औषध वापरताना ते विश्वासार्ह औषधी कंपनीने बनवलेले आहे ना, याची काळजी घेतली पाहिजे. आयुर्वेदिक उपचार करणारे चांगले आयुर्वेद तज्ज्ञ त्यांनी स्वतः बनवलेली औषधे वापरणे जास्त पसंत करतात, ते एवढ्यासाठीच. आधुनिक वैद्यकाच्या औषधांबाबत तर आणखीनच दक्ष राहावे लागते.

योग्य : वरील तीनही गुण औषधामध्ये असतील, तरीसुद्धा आपल्याला झालेला

रोग ते नष्ट करू शकेल का? त्यासाठी ते योग्य आहे का? तसेच आपली प्रकृती, सध्या चालू असलेला ऋतू, म्हणजेच वातावरण (थंडी, उन्हाळा इत्यादी), देश म्हणजेच प्रदेश (उष्ण, वाळवंटी,बर्फाळ किंवा पावसाळी) या सर्वांचा विचार करून रोग आणि रोगी या दोघांनाही हे औषध योग्य ठरेल का? याचा विचार म्हणजे औषध योग्य असणे, औषधांमध्ये योग्यं हा गुण असणे.

औषधांच्या बाबतीत हा सगळा विचार फक्त योग्य शिक्षण घेतलेला अनुभवी वैद्यच करू शकतो. त्यामुळे औषधांची निवड ही जास्त करून वैद्यालाच करू द्यावी.

गुगल किंवा इतर सोशल मीडिया किंवा जाहिरातींच्या आहारी गेल्याने नुकसान होण्याचीच शक्यता जास्त असते.

❖❖❖

यथा विषं यथा शस्त्रं यथाग्निः अशनिः यथा।
तथा औषधं अविज्ञातं विज्ञातं अमृतं यथा॥

अर्थ : विष, शस्त्र, अग्नी व उल्का यांच्याप्रमाणेच औषधेही जर नीट माहिती नसतील, तर अपायकारक ठरतात आणि पूर्ण माहिती घेऊन जर नीट वापरली, तर अमृताप्रमाणे परिणाम देतात.

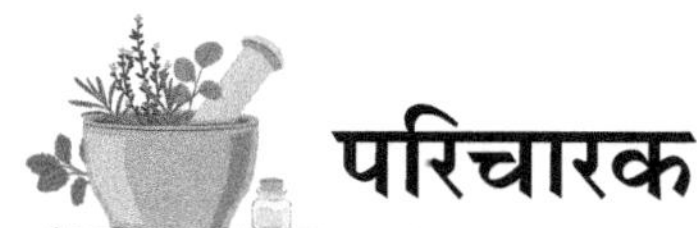

परिचारक

उपस्थाता म्हणजे परिचारक किंवा परिचारिका. आजच्या भाषेत नर्स, सिस्टर किंवा वैद्यांनी ठरवलेले उपचार प्रत्यक्षात देऊन पेशंटची काळजी घेणारी व्यक्ती. वैद्य आणि रुग्ण यांच्यामधला दुवा. वैद्याने दिलेला सल्ला रोग्याने पाळावा, यासाठी त्याला मदत करणारी व्यक्ती.

अनुरक्तः शुचिः दक्षः बुद्धिमान परिचारकः। (अह.सू. १/२९)

असे चार गुण या काळजी घेणाऱ्या व्यक्तीमध्ये असायला हवेत. या चारही गुणांचे अर्थ पुढीलप्रमाणे आहेत -

अनुरक्त : रुग्णांबद्दल प्रेम, सहानुभूती, अनुकंपा हवी. परिचारकाने रुग्णाच्या आरोग्याची इच्छा ठेवून मनापासून काम करावे, अशी अपेक्षा आहे. केवळ कर्तव्य म्हणून किंवा मनाविरुद्ध, चिडचिड करत असे काम करणारा परिचारक असू नये.

शुचि : वैद्याप्रमाणेच काया, वाचा, मनाची आणि व्यावसायिक नैतिकता परिचारकाकडूनही अपेक्षित आहे. वैद्याप्रमाणेच यांनीही आपला अभ्यासक्रम, अभ्यास आणि प्रात्यक्षिके स्वतः करूनच पूर्ण केलेला असणे अपेक्षित आहे.

दक्ष : औषधे वेळेवर देणे, ड्रेसिंग करणे, इंजेक्शन तसेच इतरही सर्व उपचारांसाठी असलेल्या सूचना नीट समजून घेणे आणि त्यांचे योग्य पद्धतीने पालन करणे. रुग्णाच्या स्थितीवर लक्ष ठेवून वैद्यांना कधी बोलवायचे, हेही यांना माहीत असायला हवे.

बुद्धिमान : परिस्थितीचा चटकन अंदाज घेऊन योग्य वेळी, योग्य ते पाऊल

उचलणे. वैद्यांच्या सूचना आणि रुग्णांच्या अडचणी समजण्यात सक्षम असणे. त्यावर उपाय करण्यातही तरबेज असावे.

असे हे चारही गुण असलेला गुणवान परिचारक मिळाला, तर रुग्णाला बरे व्हायला वेळ लागणार नाही.

◆◆◆

उपचारज्ञता दाक्ष्यं अनुरागश्च भर्तरि।
शौचं चेति चतुष्कोऽयं गुणः परिचरे जने॥ चसू ९/८ ॥

अर्थ : वैद्याने जे उपचार योजले आहेत, (लेपादि, व्रणकर्म (dressing, काढे इ. बनविणे आदि) ते समजण्याची योग्यता असणे, सर्व कामांमध्ये दक्ष असणे, पोषणकर्त्याविषयी अनुराग असणे, आणि, स्वच्छतेचे पालन करणे (शारीरिक, मानसिक आर्थिक पवित्रता) हे चार गुण परिचारकामध्ये असणे अपेक्षित आहे.

रोगी

वैद्य, औषध आणि परिचारक हे सगळे योग्य आहेत; पण चौथ्या घटकावरही बरेच काही अवलंबून आहे. चतुष्पादांपैकी चौथा घटक म्हणजे रोगी. आजारी आहे, म्हणून सहानुभूती मिळावी, सवलती मिळाव्यात, हे ठीकच; पण आपला आजार लवकर बरा व्हावा, म्हणून आपल्यातही काही गोष्टी असाव्या लागतात. त्या पुढीलप्रमाणे आहेत -

आढ्यः रोगी भिषग्वश्यः ज्ञापकः सत्त्ववान् अपि। (अह.सू. १/२९)

आढ्य : औषध-उपचारांसाठी आणि पथ्यासाठी लागणारा खर्च सहन करू शकेल, इतपत आर्थिक बाबतीत स्थिर असणे. आजच्या काळात हा आर्थिक भार काही प्रमाणात सरकारी योजना उचलतात.

भिषग्वश्य : भिषग् म्हणजे वैद्यकीय उपचार करणारी व्यक्ती. भिषग्वश्य म्हणजे वैद्य जे काही उपचार सांगतील, ते समजून घेऊन त्यांचे काटेकोरपणे पालन करणारा. काही शंका असतील, तर त्यांचे निरसन करून घेतलेच पाहिजे; पण काहीतरी अर्धवट माहितीवर कुशंका काढत राहणे. वैद्यांवर, औषधांवर, वैद्यकशास्त्रावर विनाकारण अविश्वास दाखवत राहणे. दुसऱ्या रुग्णाच्या उपचारांची स्वतःच्या उपचारांशी तुलना करत राहणे किंवा ठरवलेली औषधे, त्यांचे डोस, पथ्य-अपथ्य स्वतःच्याच मनाने बदलत राहणे. शेवटी सक्षम असूनही फीमध्ये, बिलामध्ये सवलती मागत राहणे. खोटी बिले, पावत्या, सर्टिफिकेट देण्यासाठी गळ घालणे. चुकीच्या गोष्टी करण्यासाठी (उदाहरणार्थ, अवैध गर्भपात, अनावश्यक शस्त्रकर्म) गळ घालणे. राजकीय अथवा अन्य दबाव आणणे. पैशांचे आमिष दाखवणे, धमक्या देणे, एखादा रोग शस्त्रकर्मनिच साध्य असेल, तर ते टाळण्यासाठी आग्रह धरणे, असले उद्योग

रुग्णानेही करू नयेत.

एकदा तुम्ही स्वत: वैद्याची निवड केली आहे, तर तिथे संपूर्ण विश्वास ठेवा. औषधाचा गुण यायला हवा, तर रोग्यामधला हा गुणही तेवढाच महत्त्वाचा आहे.

ज्ञापक : ज्ञापक म्हणजे जाणणारा. स्वत:ला काय होत आहे, हे ज्याला नेमके समजते आणि नेमकेपणाने ते तो सांगूही शकतो. 'कधीपासून त्रास होत आहे?', या साध्या प्रश्नावर पंधरा-वीस मिनिटे सलग बोलणारी मंडळी प्रत्येकच वैद्य सहन करत असतो. दुसऱ्यांची लक्षणे स्वत:लाच होतात, असे खरोखरच समजणारेही नमुने कमी नाहीत किंवा फी वाचवण्यासाठी स्वत:च्या लक्षणांमध्ये दुसऱ्याची लक्षणे मिसळून त्याला परस्पर औषध देणे, हेही अनुभव आहेत. अशा अनेक खाचखळग्यांमधून वाट काढत वैद्याला निदान करायचे असते.

रुग्ण जेवढे नेमके, थोडक्यात आणि खरे सांगेल, तेवढे हे निदान अचूक होईल आणि आरोग्याकडे लवकर पोचता येईल.

सत्त्ववान : सत्त्ववान म्हणजे सहनशील. कुठलाही रोग हा त्रासदायकच असतो. बरा होईपर्यंत तो सहन करावा लागतो. सत्त्ववान नसलेले काहीजण एवढ्यातेवढ्या कारणांनी घरादाराला कसा उच्छाद देतात आणि छोट्याशा त्रासाचा कसा बाऊ करतात, हा तर सार्वत्रिक अनुभव आहे. याने मुळात असलेला त्रास वाढतो. या उलट, होणारा त्रास आपला आपणच सहन करायचा आहे, हे ज्याला समजले, तो उपचारांनाही लवकर प्रतिसाद देतो. काही औषधे कडू असतात. काही उपचार त्रासदायक असतात. काही पथ्ये पाळणे अवघड असते. काही उपचार दीर्घकाळ चालतात, तरीही हे आपल्या फायद्यासाठीच आहे, हे समजून तो त्रास जो सहन करतो, त्याची आरोग्याकडे वाटचाल अधिक वेगाने होते.

तर हे असे चिकित्सेचे चतुष्पाद आणि चारांपैकी प्रत्येकाचे चार चार गुण (प्रॉपर्टीज). हे असे सगळे गुण जमून आले, की मग आजार सुखाने आणि लवकर बरा होण्याच्या शक्यता वाढतात. यात आपल्या आजाराचा प्रकार कुठला आहे, साध्य आहे की असाध्य यामुळे, तसेच काही पूर्वी सांगितलेल्या गोष्टींमुळे फरक पडतो. तरीसुद्धा एकंदरीत कल्पना येण्यासाठी वरील सोळाचा स्कोअर आपण ध्यानी घ्यावा.

एखाद्या आजारपणात या सोळापैकी किती गुण जुळतात? तेही कधीतरी गंमत म्हणून मोजून घ्यावे आणि परिणाम पाहावे.

❖❖❖

त्यजेदार्तां भिषग्भूपैर्द्विष्टं तेषां द्विषं द्विषम्।
हीनोपकरणं व्यग्रमविधेयं गतायुषम्॥
चण्डं शोकातुरं भीरुं कृतघ्नं वैद्यमानिनम्। अह्रसू. १/३४, ३५.

अर्थ : वैद्याने खालील प्रकारच्या रोग्यांची चिकित्सा करू नये. राजा किंवा अन्य महाजन यांचा द्वेष करत असेल, जो स्वतःचाही द्वेष करीत असेल, वैद्याचा द्वेष करणारा असेल, ज्याच्याजवळ चिकित्सेकरता आवश्यक साधनसामग्री नसेल, जो व्यग्र, चिकित्सा करण्यामध्ये सक्रिय असत नाही, जो रोगी एका वैद्याकडून दुसऱ्याकडे, असा सारखा फिरत रहातो, चिकित्सकांनी सांगितलेल्या आज्ञेप्रमाणे वागत नाही, जो गतायु म्हणजे ज्योतिष वगैरे अशा शास्त्रांनी ज्याचे आयुष्य संपले आहे असे सांगितले आहे, जो अत्यंत क्रोधी असेल, जो शोकातूर, भिरु म्हणजे भित्रा, कामातूर अशा प्रकारचा असेल, वैद्यमानी अर्थात् ज्याला वैद्यकाचे ज्ञान नसताना स्वतःला वैद्यकाचे ज्ञान असल्यासारखा वागत असेल, अशा प्रकारच्या रोग्यांची चिकित्सा वैद्याने करू नये.

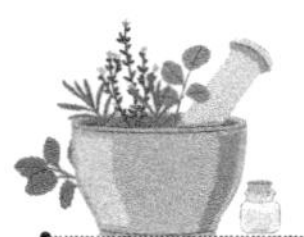

शतावरी (ॲस्पारॅगस रेसमोसस)

आयुर्वेदातील जवळजवळ सर्वच विभागांत शतावरीपासून बनवलेली औषधे वापरली जातात. त्यातही स्त्रीरोग आणि प्रसूतीतंत्र या विभागातील प्रथम क्रमांकाची आणि अगदी मुक्तहस्ते वापरली जाणारी औषधी म्हणजे शतावरी.

'ॲस्पारॅगस रेसमोसस' अशा शास्त्रीय नावाने ओळखली जाणारी ही औषधी वनस्पती. याच्याच काही प्रजाती काही ठिकाणी आहारातही वापरल्या जातात. याचा वेल असतो. खूप नाजूक अशी हिरवीगार पाने असतात. एका शेजारी एक अशी दाट रचना असल्यामुळे झुबक्यासारखे दिसतात. दिसायला सुंदर असल्यामुळे अनेक ठिकाणी ही फाटकाच्या जागी कमानीवर चढवलेलीसुद्धा आढळते. पानांच्यामधल्या दांड्यावर अतिशय मृदू असे न टोचणारे काटे असतात. औषधांमध्ये वापरताना याचे मूळ वापरले जाते. मूळ ओळखायची अगदी सोपी खूण म्हणजे पांढरट रंगाचे हे मूळ आतून पोकळ असते आणि या पोकळ भागातून एक दांडी बाहेर आलेली असते. ती बाहेर काढता येते.

याचे गुण स्थिर, गुरू (पचायला जड), शीत आणि मधुर असे आहेत. पिठूळ आणि किंचित कडवट अशी चव असते. कफ वाढवणारी आणि वाढलेल्या वात आणि पित्ताचे शमन करणारी आहे. पौष्टिक असल्यामुळे वजन वाढवणे, शक्ती वाढवणे, शरीरातील ऊर्जा वाढवणे अशा कारणांसाठी मुख्यतः शतावरीचा उपयोग वैद्यवर्गाकडून केला जातो.

सांधेदुखी हे मुख्य लक्षण असणाऱ्या काही रोगांमध्ये बाहेरून आणि पोटातून अशा दोन्हीप्रकारे शतावरीचा उपयोग होतो. नारायण तेल, महानारायण तेल ही नावे आणि त्यांचे उपयोग सर्वांनाच माहीत आहेत. 'नारायणी' हे शतावरीचेच दुसरे नाव आहे. यावरूनच या औषधांची नावे पडली आहेत. शतावरी हा प्रमुख घटक या औषधांमध्ये आहे.

अम्लपित्त किंवा ॲसिडिटी कमी करण्याचाही गुण शतावरीमध्ये आहे. पूर्ण वाढ झालेल्या शतावरीच्या मुळ्या औषधासाठी वापरल्या जातात. स्त्रियांच्या आयुष्यात तर प्रत्येक टप्प्यात शतावरी मैत्रीण बनते. कसे ते पाहू.

१. विशेषतः गर्भाशय या अवयवाला शक्ती देणारा असा याचा गुण आहे. त्यामुळे बारा-पंधरा वयापासूनच कमी मात्रेत शतावरी घेत राहिले, तर ती पूर्ण प्रजनन संस्थेचे कार्य पुढील आयुष्यासाठी सुरळीत राखण्याचे काम करते.

२. याच गुणामुळे पाळीच्या संदर्भातील व गर्भधारणेच्या संदर्भातील कुठलाही त्रास असेल, तर इतर औषधांच्या जोडीने शतावरी वापरल्यास लवकर फायदा होतो.

३. वंध्यत्व किंवा मूल होण्यामध्ये अडचणी यावर वंध्यत्वाच्या कारणांनुसार आयुर्वेदात जी औषधे आहेत, त्यांमध्ये फलघृत, शतावरी घृत, शतपुष्पा-शतावरी योग यांसारखी औषधे प्रमुख आहेत.

४. गर्भधारणा झाल्यानंतर आई जे काही खाते, त्याचे तीन वाटे पडतात. एक तिच्या स्वतःसाठी, दुसरा बाळासाठी आणि तिसऱ्या भागामुळे स्तन आणि स्तन्य यांच्यामध्ये आवश्यक ते फेरफार घडून येतात. यावेळी शतावरी पूरक (सप्लिमेंटरी) म्हणून फार महत्त्वाचे काम करते. गर्भाशयातल्या बाळाचे एकेक अवयव हळूहळू विकसित होत असतात आणि कार्यरत होऊ लागलेले असतात. अशावेळी त्या अवयवांना शक्ती येणे आणि योग्य त्या स्वरूपात त्यांचा विकास होणे, हे फार महत्त्वाचे असते. हे काम पूर्णपणे आईकडून जो पोषक रस मिळेल, त्यावरच अवलंबून असते. म्हणून अशावेळी पूर्ण नऊ महिन्यांपर्यंत आईने शतावरी चूर्ण खाणे हे खूप उपयोगी ठरते.

गुणात्मक आणि दर्जात्मक (क्वालिटेटिव्ह ॲंड क्वांटिटेटिव्ह) दोन्ही दृष्टींनी आईच्या व बाळाच्या पोषणाच्या सर्व गरजा शतावरीमुळे पुरवल्या जातात. प्रसूती झाल्यानंतर बाळाची अगदी प्राथमिक गरज असते ती आईच्या दुधाची. अशावेळी शतावरीमधला स्तन्यवर्धक (म्हणजेच गॅलॅक्टॅगॉग) गुण कामी येतो. दूध नैसर्गिकपणे येणे, त्याचे प्रमाण आणि गुण उत्तम राहणे, तसेच जर दूध कमी पडले, तर ते वाढवणे ही कामे शतावरी करते. तसेच प्रसूतीनंतरही आईच्या स्वतःच्या शरीराच्या गरजा वाढलेल्या असतात. त्या पूर्ण करण्यासाठी शतावरी काम करते.

याचाच अर्थ असा, की गर्भधारणेच्याही पूर्वीपासून किंवा असे म्हटले तरी अतिशयोक्ती होणार नाही, की पाळी सुरू होण्याच्या वयापासूनच शतावरी एका सख्ख्या मैत्रिणीसारखी पाठराखण करते, ती संपूर्ण सगर्भावस्थेत आणि नंतरही अगदी बाळाचे अंगावर पिण्याचे वय संपेपर्यंत. रजोनिवृत्ती म्हणजेच पाळी बंद होण्याच्या वयातसुद्धा लक्षणांची तीव्रता कमी करणे आणि हा टप्पा सुरळीत पार पाडून देणे हे

कामही शतावरीचेच.

एक सूचना मात्र येथे द्यावीशी वाटते. ती म्हणजे, बाजारात 'शतावरी कल्प', 'शतावरेक्स', 'शतौजा' अशा अनेक नावांनी आणि वेगवेगळे फ्लेवर्स, तसेच आकर्षक रंग असलेले शतावरीचे ग्रॅन्यूल्स तशाच आकर्षक पॅकमध्ये मिळतात. हे साखरेच्या बेसमध्ये बनवलेले असतात. यामुळे प्रत्यक्षात पोटात साखर जास्त जाते व आवश्यक आहे, तो शतावरीचा अंश शरीरात अगदीच कमी जातो.

दुसरी महत्त्वाची गोष्ट अशी, की बोर्नव्हिटा, हॉर्लिक्सप्रमाणेच हेपण दुधात मिसळून घ्या, असे सांगितले जाते; परंतु प्रत्यक्षात दुधात विरघळते यातली साखर आणि जो महत्त्वाचा औषधी भाग आहे, तो तळाशी गाळासारखा राहतो. कपाबरोबरच तोही धुवून टाकला जातो. आता विचार करा, अशी फॅन्सी शतावरी शरीराला कितपत फायदेशीर ठरेल? यावरचा उत्तम उपाय असा, की अशा रंगीबेरंगी गोड गोड तथाकथित औषधांपेक्षा किंचित कडवट चव असणारे शतावरी चूर्ण हे चांगल्या कंपन्यांचे, साध्या पण सुरक्षित पॅकमध्ये बाजारात मिळते. तेच पाणी किंवा दुधाबरोबर घेणे(गिळणे) आपल्या शरीरासाठी अगदी फायदेशीर ठरते. शतावरीचा डोस, अनुपान केव्हा घ्यायचे आणि किती दिवसांपर्यंत चालू ठेवायचे, हे प्रत्येक व्यक्ती आणि तिची अवस्था यांनुसार थोडे थोडे बदलत असते. म्हणून याबाबतीत आपल्या वैद्यांचा सल्ला जरूर घ्यावा.

❖❖❖

'शतावरी गुरुः शीता तिक्ता स्वाद्वी रसायनी।
मेधाग्निपुष्टिदा स्निग्धा नेत्र्या गुल्मातिसारजित्॥
शुक्रस्तन्यकरी बल्या
वातपित्तास्रशोथजित्। भावप्रकाश

अर्थ : गोड आणि कडू अशी मिश्र चव शतावरीची असते, ती पचायला जड, थंड गुणाची, स्निग्ध आणि पौष्टिक आहे. बुद्धीवर्धक, शक्तिवर्धक, अग्निवर्धक, डोळ्यांना हितकर, शुक्रधातू आणि स्तन्याचे प्रमाण वाढवणारी आहे.

गुल्म, अतिसार, सूज, या रोगांवर उपयोगी आहे. वात, पित्त आणि रक्त यांच्या दृष्टीवर शतावरी गुणकारी आहे.

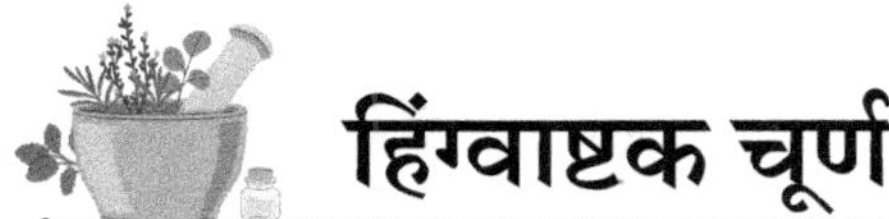

हिंग्वाष्टक चूर्ण

आयुर्वेदातली काही औषधे अशी आहेत, की नीट काळजी घेऊन आपण ती घरच्या घरीसुद्धा बनवू शकतो. 'हिंग्वाष्टक चूर्ण' हे त्यांपैकी एक आहे. हिंगू आणि अष्टक अशा दोन शब्दांनी हिंग्वाष्टक हा शब्द तयार झाला आहे. हिंग हा प्रमुख घटक असलेले, आठ पदार्थांनी बनलेले, चूर्णाच्या रूपात असलेले एक औषध. असा याचा थोडक्यात अर्थ आहे.

पहिल्यांदा हेच औषध निवडले, याचे कारण यातले जवळजवळ सर्व साहित्य आपल्या नेहमीच्या आहारातले आहे. त्यामुळे प्रमाण थोडेफार कमी-जास्त झाले, तरी फारसे बिघडणार नाही. दुसरे कारण असे, की या साहित्यातले जवळजवळ सर्व पदार्थ आपल्या घरी असतात. सहज उपलब्ध होतात किंवा जवळच्या दुकानात मिळू शकतात. साधने किंवा उपकरणेसुद्धा आपण घरातलीच वापरू शकतो. मिक्सर, चाळणी, गॅस, कढई, चमचे यांसारख्या गोष्टी स्वयंपाकघरात असतातच; परंतु या सर्व कारणांपेक्षा महत्त्वाचे कारण म्हणजे हिंग्वाष्टक चूर्ण नेहमी घरात असले, तर नेहमीच्या छोट्या-मोठ्या तक्रारी आपण घरच्या घरीच बऱ्या करू शकतो.

साहित्य : सुंठ, मिरे, पिंपळी, ओवा, सैंधव मीठ, जिरे, शहाजिरे आणि हिंग. हिंग सोडून बाकीचे पदार्थ समप्रमाणात म्हणजे उदाहरणार्थ, प्रत्येकी १०० ग्रॅम घेतले, तर हिंग याच्या आठवा भाग म्हणजेच एक अष्टमांश म्हणजेच साडेबारा ग्रॅम घ्यायचा आहे.

कृती : प्रथम हिंग तुपात भाजून घ्यावा. थंड झाल्यावर मिक्सरमधून बारीक करून चाळून घ्यावा. चाळणीवर राहिलेला चाळ पुन्हा पुन्हा बारीक करून चाळून घ्यावा. नंतर बाकीचे पदार्थ एकेक करून तव्यावर अगदी हलकेसे भाजून थंड झाल्यावर मिक्सरमधून बारीक करून घ्यावे. हे सर्व घटक एकत्र करून परत एकदा चाळून

घ्यावेत. कोरड्या आणि हवाबंद बाटलीत भरून ठेवावे. यासाठी लागणारी सर्व उपकरणे ही स्वच्छ आणि कोरडी असली पाहिजेत. पाण्याचा अंशही असला, तरी औषध खराब होईल.

औषध कधी घ्यायचे?

प्रथम कवलयुक्त म्हणजेच जेवायला बसल्यावर पहिल्या घासाबरोबर घ्यायचे आहे. अशा पद्धतीने घेतले, तर त्याचा सर्वांत जास्त चांगला परिणाम किंवा सर्वाधिक फायदा आपल्याला होऊ शकतो.

अनुपान म्हणजेच कशाबरोबर घ्यायचे?

हे औषध तुपाबरोबर घेऊ शकतो. एक चमचा तूप घेऊन त्यात अर्धा चमचा हिंग्वाष्टक एकत्र करून तेच आपण चाटून खाऊ शकतो किंवा ग्लासभर ताकामध्ये अर्धा चमचा चूर्ण घालून ढवळून घेऊ शकतो. कोमट किंवा साध्या पाण्याबरोबर तसेच जेवणापूर्वी अर्धा तास आधी हिंग्वाष्टक आपण घेऊ शकतो आणि जेवणानंतर किंवा जेवणाबरोबर घेतले तरी चालेल. जेवणापूर्वी घेतले, तर चांगली भूक लागेल. जेवणानंतर घेतल्यास खाल्लेले अन्न पचण्यासाठी उपयोग होईल.

कोणी घ्यायचे नाही?

पाच वर्षांच्या खालची लहान मुले तसेच वृद्ध व्यक्तींनी, ज्यांची प्रकृती पित्तप्रधान आहे, त्यांनी हिंग्वाष्टकाच्याऐवजी दुसरे एखादे सौम्य पाचन औषध घ्यावे किंवा हेच औषध आपल्या वैद्यांच्या सल्ल्याने घ्यावे.

किती घ्यायचे?

२५० ते ५०० मिलिग्रॅम म्हणजेच बडीशेपचा अर्धा किंवा एक छोटा चमचा दिवसातून दोन वेळा घ्यायचे. हा मोठ्या माणसांचा डोस आहे.

पाच ते सोळा वर्षांपर्यंत त्या बालकाची प्रकृती आणि पचनशक्ती पाहून; तसेच चाळिशीनंतरसुद्धा डोस कमी करावा लागेल.

उपयोग

१. प्रिव्हेंटिव्ह म्हणजेच रोग होऊ नयेत यासाठी प्रतिकारक म्हणून जर घ्यायचा असेल, तर संपूर्ण पावसाळाभर याच प्रमाणात म्हणजेच बडीशेपचा छोटा अर्धा चमचा सकाळी व संध्याकाळी या प्रमाणात घेणे.

२. अपचन, अजीर्ण यांसारखी लक्षणे असतील, तर डोस आणि अनुपान म्हणजे कशाबरोबर घ्यायचे हे बदलून कोमट पाणी किंवा तुपाबरोबर हिंग्वाष्टक घेता येईल.

३. दम्याच्या रोग्यांनीही पावसाळ्यात रोज हिंग्वाष्टक चूर्ण तुपाबरोबर घ्यावे.

४. कष्टार्तव (पाळीच्या वेळी दुखणे), रजक्षय (स्राव कमी होणे) यांवरही चांगला उपयोग होतो. दोन किंवा तीन डोसमध्ये जर बरे वाटले नाही, तर मात्र घरी प्रयोग करत बसू नये. वैद्यांचा सल्ला घ्यावा.

याच विषयावर माझा एक व्हिडिओ यूट्युबवर आहे. त्याची लिंक -

https://youtu.be/FzM8M_GRgNs?si=cM13HM1yecJoeUmV

❖❖❖

हिताशी स्यात् मिताशी स्यात् कालभोजी जितेंद्रिय:।
पश्यन् रोगान् बहून् कष्टान् बुद्धिमान् विषमाशनात्।।

अर्थ : हितकर असे, योग्य तितकेच व योग्य तेव्हाच जेवणाऱ्या, इंद्रियांवर ताबा असणाऱ्या बुद्धिमान माणसाला आहाराशी संबंधित व्याधी फारच क्वचित होतात.

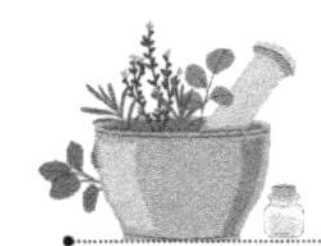

निवेपर्यंत

'स्वांगशीत' असा एक शब्द आहे. औषधी निर्माण शिकत असताना आयुर्वेदात हा शब्द नेहमी येतो. अर्थ आहे, स्वतःहूनच थंड होऊ देणे. 'शिजेपर्यंत दम निघतो, पण निवेपर्यंत नाही' या मराठी म्हणीतून शिजणे आणि निवणे हे शब्द याच अर्थनि आले आहेत. शिजल्यानंतरचे निवणे झाले, की मगच ते औषध पूर्णपणे सिद्ध होते.

एखादे औषध तयार झाले, त्याला उष्णता देणे बंद केल्यानंतर ते हळूहळू नैसर्गिकपणे थंड होऊ द्यावे. हा काळ आणि ही पद्धत त्या औषधात त्याचे गुण संपूर्णपणे उतरण्यासाठी आवश्यक असते. बाहेर, वाऱ्यावर, पंख्याखाली, फ्रीजमध्ये किंवा थंड पाण्यात ठेवून मुद्दामहून ते थंड केल्यास कमी गुणांचे औषध तयार होईल. हाच नियम बऱ्याच ठिकाणी लागू पडतो.

कुकरच्या शिट्ट्या झाल्यानंतर घाईगडबडीने नळाखाली धरून झाकण पाडणे यातून काय साध्य होते ? घाम गळेपर्यंत व्यायाम केल्यावर शरीर गरम झालेले असते. त्यानंतर लगेच पंख्याखाली जाऊन बसू नये किंवा लगेच शॉवरखाली जाऊन उभे राहू नये. शरीराला आपोआप पूर्वस्थितीला येण्यासाठी थोडा वेळ द्यावा. राग, शोक, खेद, भीती अगदी आनंदसुद्धा प्रमाणाबाहेर उसळतो, तेव्हा अचानक ब्रेक लावणे कधीकधी नुकसानकारक होऊ शकते. या भावनासुद्धा सावकाशपणेच शांत व्हायला हव्यात.

रोगाची लक्षणे नाहीशी झाली, तरीही पथ्य सोडून एकदम नेहमीचा आहार सुरू करू नये. हळूहळू, टप्प्याटप्प्याने पचेल तसतसा करावा. असेच बरेच काही सांगता येईल. सगळे काम पूर्ण झाले, असे वाटले तरीसुद्धा ते संपूर्ण होईपर्यंत आणखी थोडासा संयम बाळगणे शेवटी फायद्याचेच ठरते, हा मुद्दा आहे.

❖❖❖

ऋणशेषं चाग्निशेषं शत्रुशेषं तथैव च।
व्याधिशेषं च नि:शेषं कृत्वा प्राज्ञो न सीदति॥ चाणक्य नीती

अर्थ : कर्ज, अग्नि , शत्रु, आणि व्याधी या सर्वांना मुळापासून जो नष्ट करतो, तो बुद्धीमान मनुष्य कधी दु:खी होत नाही. (घाई गडबडीत ही कामे अर्धवट सोडली तर पुढे नुकसान जास्त होते.)

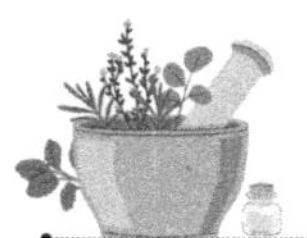

बनवणाऱ्याच्या भावना

स्वयंपाक करणाऱ्याच्या भावना अन्नामध्ये उतरतात, असे म्हणतात. औषधाचेही तसेच असते. आयुर्वेदिक चिकित्सा करणारे बरेचसे तज्ज्ञ आपल्या रुग्णांना लागणारी औषधे बऱ्याचदा स्वतः बनवतात. त्यामुळे औषधाची शुद्धता राखली जाते. त्याची मात्रा कमी लागते. अनावश्यक असा कुठलाही घटक त्यात येत नाही. बऱ्याच वेळेला फक्त एखाद्याच रुग्णासाठी विशिष्ट असे औषध (टेलर मेड ऑर कस्टमाइज्ड) असे बनवता येते. याबरोबरच आर्थिक मुद्दाही असतोच. तरीही सर्वांत महत्त्वाचे म्हणजे, 'माझ्या रुग्णांना लवकरात लवकर रोगमुक्ती मिळायला हवी', हा विचार औषध बनवताना मनात असतो. अशा तज्ज्ञांचे रुग्ण नेहमीच समाधानी असतात.

औषधी निर्माण म्हणजेच 'रसशास्त्र' हा विषय आयुर्वेदाच्या पदवी अभ्यासक्रमातच आहे. वनस्पती, खनिज, प्राणिज आणि सर्वच औषधी द्रव्यांची माहिती, त्यातले चांगले-वाईट कसे ओळखायचे? मानवी शरीराला अपायकारक असे काही घटक या कच्च्या मालामध्ये असले, तर त्यांची वापरण्यापूर्वी शुद्धी कशी करून घ्यायची? कुठल्या ऋतूमध्ये कुठल्या वनस्पती गोळा केल्या, तर त्याचे सर्वोच्च गुण मिळतील? आणि औषधे बनवायची कशी? त्यांच्या परीक्षा कशा घ्यायच्या? चांगली बनलेली औषधे ओळखायची कशी? हे सर्व अभ्यासक्रमातच असल्यामुळे या सर्व गोष्टींमध्ये आयुर्वेदिक पदवीधारक तयार असतात.

चुकीच्या पद्धतीने बनवलेली आणि अशुद्ध घटक वापरून बनवलेली औषधे खाऊन रुग्णावर कुठले वाईट परिणाम होतील आणि ते कसे हाताळायचे याबद्दलही वैद्य लोक विद्यार्थीदशेतच शिकलेले असतात.

इतर वैद्यकांतील तज्ज्ञांपेक्षा आयुर्वेदतज्ज्ञांमध्ये हा एक जास्तीचा आणि विशेष गुण आहे. म्हणूनच बऱ्याच प्रमाणात स्वतःच्या रुग्णांना लागणारी औषधे ते स्वतः बनवू शकतात. (जगभर चालू असलेली फार्मसी क्षेत्रातील लोकांची दादागिरी,

औषधांच्या अवाजवी आणि अनावश्यक वाढवलेल्या किंमती आणि बोगस औषधे यांच्या विचित्र साखळीला हे एक शुद्ध उत्तर होऊ शकते; परंतु यातही राजकारण आणि पैसा आल्यामुळे ही उत्तम परंपरासुद्धा खंडित करण्याचे प्रयत्न आपल्याच देशात चालू आहेत.)

आयुर्वेदाच्या ग्रंथांमध्ये तर याही पुढचा विचार सांगितला आहे. औषध बनवण्यासाठी झाडापासून घटकद्रव्ये जेव्हा तोडून आणतात, तेव्हा आदरपूर्वक त्याची परवानगी घेऊन कुठल्या कामासाठी आपण हे फळ, फूल, पान, मूळ तोडत आहे, त्याची या वृक्षाला माहिती द्यावी. म्हणजे त्याही सजीवाच्या सद्भावना औषधांमध्ये उतरतात आणि रुग्णाला याचा फायदा होतो. तळतळाट घेऊन बनलेली कुठलीच गोष्ट कोणालाही कधीच लाभदायक होत नाही.

वनस्पतींचे जग आणि त्यांच्या संवेदना याबद्दल आत्ता आत्ता बरेच संशोधन प्रसिद्ध होऊ लागले आहे. (संदर्भ - 'द हिडन लाईफ ऑफ ट्रीज' - लेखक पीटर वोहलेबेन) हजारो वर्षांपूर्वी आपल्या पूर्वजांनी वनस्पतींच्या संवेदना जपण्याची हीच गोष्ट आयुर्वेदात सांगून ठेवली होती. आजच्या संशोधकांपेक्षा तेव्हाचे आयुर्वेदतज्ज्ञ आणि ग्रंथकार संशोधन क्षेत्रात अनेक पावले पुढे होते, याचाच हा एक पुरावा आहे.

❖❖❖

'अथातो स्वरस: कल्क: क्वाथश्च हिमफांटकौ।
ज़ेया: कषाया: पंचैते लघव: स्युर्यथोत्तरम्॥' - (शा.सं.म.खं.१/१)

अर्थ : स्वरस, कल्क, क्वाथ, हिम आणि फांट या पाच प्रकारांना 'पंचविध कषाय कल्पना' असे म्हटले जाते आणि त्या क्रमाने एकापेक्षा एक पचायला हलक्या होत जातात.

(वनस्पतींचा पिळून काढलेला रस म्हणजे स्वरस. त्याचा वाटून केलेला गोळा म्हणजे कल्क. पाण्याबरोबर उकळून केलेला काढा म्हणजे क्वाथ. रात्रभर थंड पाण्यात औषध ठेवून त्याचे गुण पाण्यात उतरवणे म्हणजे हिम आणि गरम पाण्यात काही वेळपर्यंत औषध ठेवून पाण्यात त्याचे गुण उतरवणे म्हणजे फांट. कुठलेही औषध बनवताना या आवश्यक अशा अगदी मूलभूत पाच क्रिया आहेत.)

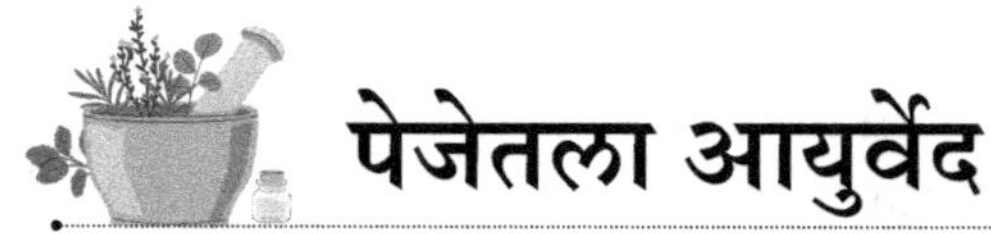

पेजेतला आयुर्वेद

भाताची पेज हा आपल्यासाठी काही नवीन पदार्थ नाही. कोकणात तर दिवसाची सुरुवातच पेजेने होते. पण यातही एक शास्त्रोक्त आयुर्वेद आहे, हे बऱ्याच जणांना माहीत नाही.

तांदळापेक्षा आठ पट किंवा जास्त पाणी घेऊन तांदूळ शिजवायचे. या पदार्थाला आयुर्वेदात 'यवागू' असे म्हटले आहे. अगदी वरचा पातळ भाग म्हणजे मंड. मधला थोडीशी शिते आणि थोडे पाणी असलेला भाग म्हणजे पेया (पेज) आणि सर्वांत खालचा अगदी मऊ भाताच्या शितांचा भाग, त्याला 'विलेपी' असे म्हणतात. (काही ठिकाणी बाहेरून लेप देण्यासाठीसुद्धा याचा उपयोग होतो. म्हणून नाव 'विलेपी' असे आहे.)

जशी तांदळाची यवागू बनते, तसेच डाळीपासून बनवले, तर याच पदार्थाला 'यूष' असे नाव आहे. कडधान्यांची कळण किंवा कढण बनवायची पद्धत आहे, तेही यातच येते. यातच शिजवताना किंवा नंतर जर आले, सुंठ, मिरे, जिरे, धणे यांसारखे मसाल्याचे पदार्थ घातले किंवा वरून फोडणी दिली, तर त्याला 'कृतयूष' किंवा 'कृतयवागू' हे नाव येते.

भाताची पेज ही सद्योतर्पण आहे. म्हणजेच पेज प्यायल्यानंतर थकलेल्या जिवाला (शरीर आणि मन दोन्हींनाही) ताबडतोब टवटवी येते. आयुर्वेदातला रसधातू हा शरीरातला द्रवधातू आहे. त्याचे काम हे टवटवी आणण्याचे आहे. भाताची पेज रसक्षय दूर करण्याचे काम करते, म्हणजे अर्थातच ज्वर (ताप येणे), अतिसार (जुलाब होणे), छर्दी (उलट्या होणे) अशांसारख्या, शरीरातले पाणी ज्या ज्या रोगांमध्ये कमी होते, त्या त्या रोगांमध्ये थोड्या प्रमाणात, थोड्या थोड्या वेळाने पेज पिण्याचा आम्ही सल्ला देतो. हा उपचार सलाईनचे काम करतो. ताप आलेल्या पेशंटला गरम गरम पेज द्यायची जुनी परंपरा आहेच. कधीतरी असे पिऊन बघा.

एकदम दरदरून घाम येईल आणि ताप उतरून हलके वाटेल.

हा प्रकार पचायला अतिशय हलका आहे. त्यामुळे कुठल्याही रोगामध्ये पथ्य म्हणून द्यायला अगदी योग्य आहे. तसेच पंचकर्मांनंतर आणि ज्या ज्या वेळी पचनशक्ती म्हणजे जाठराग्नी मंद झालेला असतो, भूक नसते, त्यावेळी सुरुवातीला वैद्य लोक पेजेची शिफारस करतात. अगदी लहान बाळांना तीन महिन्यांनंतर आईच्या दुधाबरोबरच इतरही आहाराची गरज पडू लागते. अशावेळी त्या बाळाच्या पचनशक्तीला अनुकूल असा पदार्थ म्हणजे भाताची पेज. हा अगदी उत्तम आणि आदर्श पदार्थ आहे. तूप आणि किंचित मीठ घालून तो जरा कोमट असतानाच बाळाला भरवावा.

तूप, मीठ आणि मेतकूट घालून गरम गरम यवागू (यालाच काही भागात 'आटवल' असेही म्हणतात.) खाणे हा मोठ्यांसाठीसुद्धा एक सुंदर अनुभव असतो. यात लिंबाचे लोणचेही घातले आणि जवळ भाजलेला पापड असला, तर आणखीनच छान.

तांदूळ आणि डाळींप्रमाणेच मांसरसाच्याही अशाच पाककृती आहेत. रोग्याच्या लक्षणांप्रमाणे यवागू, यूष किंवा मांसरस बनवताना त्यात काही औषधे घालूनही ती दिली जातात. म्हणजेच चवीला रुचकर आणि उत्साह वाढवणारा हा जेवणातला किंवा नाश्त्याचा पदार्थ प्रसंगी औषध म्हणूनही उत्तम काम करतो. योजक मात्र योग्य पाहिजे.

❖❖❖

जगति एवं अनौषधम्।
(अह्सू. ९/१०)

अर्थ : जगात असा एकही पदार्थ नाही, की जो औषध म्हणून उपयोगात आणता येणार नाही. (कारण प्रत्येक पदार्थात कुठले ना कुठले गुण असतातच. आपण ज्या पद्धतीने उपयोग करू, त्याप्रमाणे तो काम करेल.)

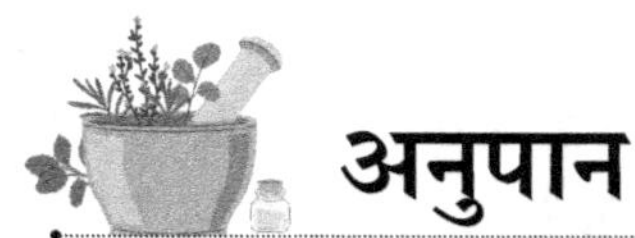

अनुपान

औषध ज्याच्याबरोबर घेतले जाते, त्या पदार्थाला 'अनुपान' असे म्हणतात. औषधाचे गुण वाढवणे, त्यातील त्रासदायक गुण कमी करणे, शरीरातील लहानात लहान पेशींपर्यंत औषध पोहोचवणे, औषध घेण्यास सोपे करणे अशी अनुपान या पदार्थाची बरीच कामे आहेत.

एकच औषध केवळ अनुपान बदलल्यामुळे वेगवेगळे परिणाम दाखवते. गरम किंवा गार पाणी, दूध, ताक, खडीसाखर, आल्याचा रस, काही काढे अशी अनेक प्रकारची अनुपाने त्या त्या व्याधीनुसार आणि रुग्णानुसार दिली जातात. कुठलेही अनुपान सांगितले नसेल, तर पाण्याबरोबर औषधे घेतली जातातच.

तूप आणि मध ही सर्वांत लोकप्रिय अशी अनुपाने आहेत. त्यातही मधापेक्षा तूप अधिक उपयुक्त असते. (अर्थातच हे शुद्ध तूप असावे हे अभिप्रेत आहेच. दुधामधून थेट काढलेले क्रीम नव्हे, तर दूध-साय-दही-लोणी आणि तूप याच क्रमाने, याच प्रक्रियेतून गेलेले शुद्ध तूप असेल, तरच ते सर्व गुण दाखवते.) तुपाचे प्रमाण थोडेफार कमी-जास्त झाले, तरी विशेष बिघडत नाही. मधाचे सेवन मात्र जपूनच करावे लागते. गरम पदार्थांबरोबर मध घेऊन चालत नाही. तसेच अधिक प्रमाणात मध खाल्ल्यामुळेसुद्धा अनेक उपद्रव होऊ शकतात.

दोघेही 'योगवाही' आहेत. म्हणजेच शरीरामध्ये सर्व सूक्ष्म भागांपर्यंत औषध पोहोचवण्याचे काम दोघेही करतात. विशेषतः पित्ताच्या व वाताच्या विकारांवर जिथे थंडपणा, स्थिरपणा, शमन, सौम्यपणा अपेक्षित आहे, तिथे तूप काम करते; तर कफाच्या विकारांवर जिथे उष्णता, तीक्ष्णता, आणि रूक्षता अपेक्षित आहे, तिथे मध काम करतो. उदाहरणार्थ, सितोपलादी चूर्ण, तालिसादि चूर्ण अशांसारखी औषधे मधाबरोबर चाटण करून चाटून खाण्याचा सल्ला दिला जातो, तर हिंग्वाष्टक चूर्ण, कामधुहा, प्रवाळ भस्म, गैरिक चूर्ण, सुंठ अशी औषधे तुपाबरोबर खायला सांगितली

जातात. हिंग्वाष्टक चूर्ण अजीर्ण, अपचन असल्यास ताकाबरोबर दिले जाते. सर्व प्रकारची आसवे व अरिष्टे ही दुप्पट किंवा त्यापेक्षा जास्त पाण्याबरोबर एकत्र करून घेण्याचा सल्ला दिला जातो. योग्य त्या अनुपानाबरोबर औषध घेतल्यामुळे व्याधी खूपच लवकर बरी होऊ शकते.

याप्रमाणे, '*अनु सह पश्चात वा दीयते इति अनुपानम्।*' अशी याची व्याख्या केली आहे. औषधाच्या अनुपानाबरोबरच अन्नाच्याही अनुपानांचा अतिशय सूक्ष्म असा विचार आयुर्वेदात केलेला आहे. कशाबरोबर, कोणी, काय खाल्ले तर ते हितकर ठरते, याचे विस्तृत वर्णन अष्टांगहृदय सूत्रस्थानाच्या आठव्या अध्यायात केलेले आहे. 'अनुपान विचार' हे आयुर्वेदशास्त्राच्या अनेक वैशिष्ट्यांपैकी एक आहे. आधुनिक वैद्यकशास्त्रामध्ये अनुपानाचा असा वेगळा विशेष विचार केलेला आढळत नाही.

❖❖❖

अनुपानं हितं युक्तं तर्पयत्याशु मानवम्।
सुखं पचति च आहारं आयुषे च बलाय च॥ च.सू. २७/३२६

अर्थ : योग्य रितीने योजलेले अनुपान हे शरीरासाठी हितकर आहे. ते उत्साह देते, खाल्लेल्या अन्नाचे सहजपणे पचन करते, आयुष्य वाढवते व शक्ती देते.

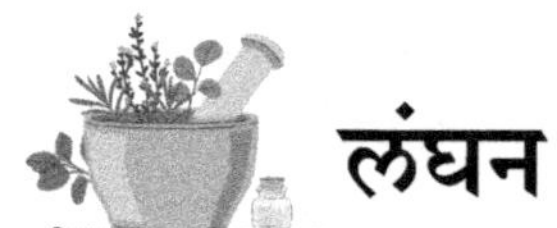

लंघन

'लंघन' म्हटल्यावर आपल्या मनात उपवास किंवा काही न खाणे, उपाशी राहणे असे काहीतरी येते. आयुर्वेदात मात्र याचा थोडासा वेगळा अर्थ आहे. लंघन म्हणजे अगदी उपाशी राहणे असेच नव्हे; तर ज्या ज्या गोष्टींमुळे शरीरामध्ये हलकेपणा म्हणजेच लघुता येते, त्या सर्व गोष्टींना 'लंघन' म्हणतात.

यात न जेवणे, कमी जेवणे हे तर येतेच; पण लंघन म्हणजे याहीपेक्षा बरेच काही आहे. उपचारांची एक संपूर्ण वर्गवारी 'लंघन चिकित्सा' म्हणून केली आहे आणि आयुर्वेदिक उपचारांचा तो अर्धा भाग आहे.

लंघनाच्या विरुद्ध 'बृंहण' हा शब्द आहे. जरुरीपेक्षा अधिक पोषण झाल्यामुळे जे विकार होतात, अशांमध्ये लंघन हा उपचार करण्यात येतो, असे सर्वसामान्यपणे म्हणता येईल. हे लंघन किंवा शरीराला हलकेपणा आणण्याचे म्हणजेच लघु गुण शरीरात वाढवण्याचे मुख्यतः दहा प्रकार आहेत. ते असे -

वमन (वैद्याच्या देखरेखीखाली उलटी होण्याचे उपचार), विरेचन (जुलाबाचे उपचार), निरुह बस्ती, नस्य, तहान, वाऱ्यात वावरणे, उन्हात राहणे, पाचन, उपवास आणि व्यायाम.

यांपैकी कुठल्या प्रकारचे लंघन कोणी करावे, कधी करावे, किती करावे, कुणाला कुठल्या प्रकाराने त्रास होईल, कुणाला अजिबात वर्ज्य आहे, याचेही काही शास्त्र आहे. म्हणूनच वजन कमी करण्यासाठी असो किंवा काही धार्मिक कारणाने असो, लंघन हा प्रकारसुद्धा कुणीही आपल्या मनाने करण्याचा नाही.

उपवास किंवा विशिष्ट पदार्थ एकदमच बंद करणे, अन्न कमी करून किंवा अधिक दिवसांपर्यंत न खाता राहण्याचा जो प्रकार आहे, त्यासाठी धार्मिक अधिकाऱ्यांबरोबरच वैद्यांचाही सल्ला घेणे आवश्यक आहे. अन्यथा शरीराचे नुकसान हे ठरलेलेच आहे. मग ते लगेच होईल किंवा पुढे होणाऱ्या रोगांची बीजे अशा अनाठायी लंघनांमुळे

पेरली जातील, हेही लक्षात ठेवले पाहिजे.

◆◆◆

यथाऽणुरग्निस्तृणगोमयाद्यैः संधुक्ष्यमाणो भवति क्रमेण
महान् स्थिरः सर्वपचस्तथैव शुद्धस्य पेयादिभिरन्तरग्निः (च.सि.१/१२,१३.)

अर्थ : एखाद्या छोट्याशा ठिणगीचा जर मोठा जाळ बनवायचा असेल, तर प्रथम सुरुवातीला छोट्या छोट्या गवताच्या काड्या, गोवऱ्यांचे तुकडे असे टाकावे लागतात. नंतर मोठे ओंडके टाकून हळूहळू त्याचा मोठा अग्न बनतो. तसेच शरीरातील जठराग्नीसुद्धा मंद असताना सगळे पचवायच्या क्षमतेपर्यंत येण्यासाठी आधी पेजेसारखा पचायला एकदम हलका आहार आणि नंतर हळूहळू जड अन्न असे करत नेहमीच्या जेवणावर क्रमाक्रमाने यावे लगते.

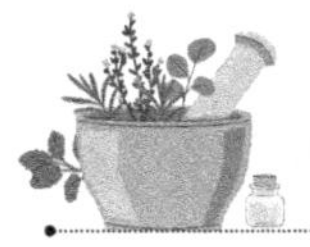

वैद्यक व्यावसायिकांच्या मर्यादा

व्याधेस्तत्त्वपरिज्ञानं वेदनायाश्च निग्रहः।
एतद् वैद्यस्य वैद्यत्वं न वैद्यो प्रभुरायुषः॥

- (हारितसंहिता)

अर्थ : रोग्याच्या व्याधीबद्दल नेमकेपणाने जाणून घेणे आणि विकृती नष्ट करणे एवढेच कुठलाही वैद्य करू शकतो. रोग्याच्या आयुष्यावर वैद्याची सत्ता चालत नाही.

(म्हणजेच तो कुणाचेही मरण थांबवू शकत नाही. इथे जरी वैद्य शब्द असला, तरी डॉक्टर, हकीम आणि प्रत्येक वैद्यकशाखेतील व्यावसायिकांच्या बाबतीतही हेच सत्य आहे.) हारितसंहितेमधील हे सूत्र वैद्यकशाखेच्या मर्यादा अधोरेखित करते.

विज्ञानाने त्यानंतर कितीही मोठी प्रगतीची झेप घेतली असली, तरी काही हजार वर्षांपूर्वीचे हे सूत्र आजही तेवढेच कालसुसंगत राहिले आहे. रुग्णांनी वैद्याकडून आणि वैद्यांनी स्वतःकडूनसुद्धा अवास्तव अपेक्षा बाळगणे बंद केले पाहिजे.

अत्यवस्थ अवस्थेतील रुग्ण भरती केल्यानंतर रुग्णालयातील वैद्य आणि सर्वच कर्मचारी स्वतःला विसरून त्या रुग्णाचे प्राण वाचवण्यासाठी आपले कौशल्य आणि ज्ञान पणाला लावत असतात. नातेवाईक हे पाहत असतात, तरीही दुर्दैवाने रुग्णाचा मृत्यू झाला, तर राजकीय दबाव म्हणा किंवा पैशांचे आमिष म्हणा किंवा इतर काही कारणांनी हॉस्पिटलची तोडफोड आणि कर्मचाऱ्यांना, वैद्यांना मारहाण करणाऱ्यांनी हे सूत्रही लक्षात ठेवले पाहिजे.

◆◆◆

यावत् कंठगतो प्राणाः तावत् क्रीया प्रकुर्वित।
कदाचित् दैवयोगेन दृष्टारिष्टोऽपि जीवती॥

अर्थ : रोगी आता नक्की मरणार, अशी लक्षणे जरी दिसत असली; तरीही जोपर्यंत त्याच्यात जिवंतपणाची थोडी जरी लक्षणे दिसत असतील, तोपर्यंत उपचार करत राहावे. 'दैव' नावाचा जो घटक आहे, त्यामुळे कदाचित तो जगूही शकेल.

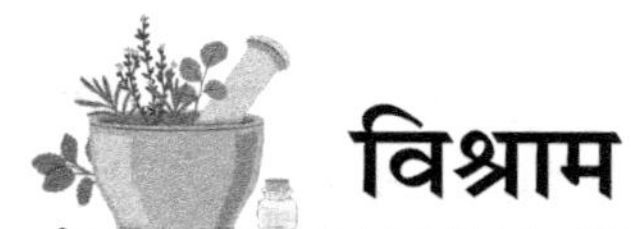

विश्राम

आयुर्वेद हे वैद्यकशास्त्र अथांग सागरासारखे आहे. जेवढे त्यात अवगाहन करावे, तेवढ्या प्रत्येक वेळी नवीन नवीन गोष्टी समोर येतात. हे छोटेसे पुस्तक तर काठावरच्या वाळूच्या एका कणाएवढेसुद्धा नाही. यात आलेल्या विषयांपेक्षा असंख्य वेगळे विषय बोलायचे राहून गेले आहेत. ज्या विषयांबद्दल लिहिले आहे, त्यांचासुद्धा सर्वच्या सर्व भाग लिहिण्यात आला आहे, असे नाही.

एखाद्या दुकानाच्या शोकेसप्रमाणे जरी याचा उपयोग झाला, तरी समाधान आहे. हे वाचून आयुर्वेदाबद्दल किंवा त्यातील एखाद्या विषयाबद्दल, एखाद्या भागाबद्दल उत्सुकता वाढली आणि आणखी माहिती मिळवण्याची इच्छा झाली, तरीही लिहिण्याचा उद्देश पूर्ण झाला असे मी मानेन. जास्तीतजास्त लोकांनी हे केले, तर या शास्त्राबद्दलचे अनेक गैरसमज दूर होण्यास मदत होईल आणि तेच आपले या शास्त्राला दिलेले योगदान ठरेल.

माझ्या क्षमतेप्रमाणे आणि अल्पमतीप्रमाणे जसे सुचले, तसे लिहीत गेले. माझ्या फेसबुक वॉलवर, आणखी काही समूहांवर ते पोस्ट करत गेले. 'कुबेर एंटरटेनमेंट' या यूट्युब चॅनलवर बरेचसे व्हिडिओ अपलोड केले. तसेच 'ई लर्निंग' या शीर्षकाखाली आयुर्वेदाच्या विद्यार्थ्यांसाठीसुद्धा काही व्हिडिओज अपलोड केले आहेत. कोरोना काळात लॉकडाऊन असताना याच संदर्भात कुबेर समूहातर्फे काही झूम मीटिंग्जसुद्धा घेतल्या. याला जसजसा प्रतिसाद मिळत गेला, त्या सगळ्यातून एक गोष्ट लक्षात आली, की लोकांमध्ये आयुर्वेदाबद्दल उत्सुकता खूप जास्त वाढत आहे; पण त्याचवेळी आयुर्वेदाच्या नावाखाली काहीही हर्बल किंवा काय वाटेल ते विकण्याचे प्रकारही वाढत आहेत. त्यामुळे आयुर्वेद 'जसा आहे तसा' हे समाजामध्ये समजावून द्यायची जबाबदारी अर्थातच आयुर्वेदिक क्षेत्रातील मंडळींवर येते. यातलाच हा माझा छोटासा खारीचा वाटा मी उचलला आहे.

सर्वे भवन्तु सुखिनः सर्वे सन्तु निरामयः।
सर्वे भद्राणि पश्यन्तु मा कश्चित् दुःखभाग्भवेत्॥

अर्थ : सर्वजण सुखी व्हावे. सर्वजण निरोगी व्हावे. सर्वांनी शुभ पहावे. कोणाच्याही वाट्याला दुःख येवू नये.

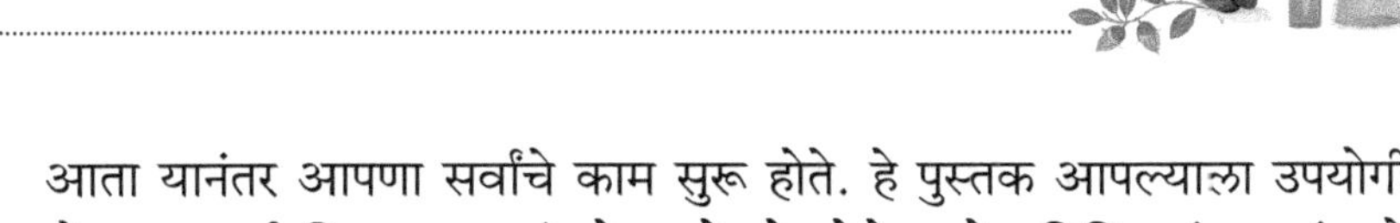

आता यानंतर आपणा सर्वांचे काम सुरू होते. हे पुस्तक आपल्याला उपयोगी वाटले, तर त्याची शिफारस इतरांकडे करणे, भेट देणे; तसेच विविध ग्रंथालयांमध्ये याची मागणी करणे आणि अर्थातच स्वतः ते खरेदी करणे, अशा अनेक पद्धतींनी आपण आपलाही खारीचा वाटा उचलू शकता.

हे सर्व वाचल्यानंतर मला आपल्या प्रतिक्रिया जाणून घ्यायला आवडतील. माझा मोबाईल नंबर, ईमेल, तसेच व्हॉट्सअॅप नंबर इतरत्र दिला आहे.

अनेक विषयांना स्पर्श करायचा राहून गेला आहे. जसे आजच्या काळातील आयुर्वेदाची प्रॅक्टिस, भारताबाहेर आयुर्वेदाचा प्रसार, आयुर्वेदाचा इतिहास, आयुर्वेदातील संशोधक, भविष्यातील आयुर्वेद, आयुर्वेदातील रोजगार संधी, आयुर्वेदातील प्रथमोपचार, आयुर्वेदातील परिचर्या विचार, विशेषतः आयुर्वेदिक स्त्रीरोग आणि प्रसूतीतंत्र, स्त्रियांसाठी आयुर्वेद, खेळाडूंसाठी आयुर्वेद, बाळकांसाठी आयुर्वेद, विषतंत्र, रसायन आणि वाजीकरण संकल्पना, आयुर्वेदातील ग्रंथसंपदा, काही रोगांची आयुर्वेदाच्या नजरेतून माहिती, आयुर्वेदातील पाककृती आणि असे कितीतरी.

या संदर्भात लिहिण्याचे काम सुरू आहेच. सुचेल तसे आणि सुचेल तेव्हा लिहितच राहीन. तोपर्यंत विश्राम.

❖❖❖

लेखिकेचा परिचय

नाव   : वैद्य रमा खटावकर
मूळ निवास : पुणे
शिक्षण   : एमडी(आयुर्वेद), पुणे विद्यापीठ (१९९०)
             (आयुर्वेदिक स्त्रीरोग प्रसूति तज्ज्ञ)
व्यवसाय   : आयुर्वेद सल्लागार, वैद्य यज्ञदत्त शर्मा आयुर्वेद महाविद्यालय,
             खुर्जा, (उत्तर प्रदेश) येथे प्रोफेसर, विभाग प्रमुख (स्त्रीरोग
             प्रसूतीतंत्र विभाग) म्हणून कार्यरत.
             पंचवीसपेक्षा अधिक वर्षांपासून आयुर्वेदाचे अध्ययन, अध्यापन
             व रुग्णचिकित्सेचा अनुभव.
लेखन   : वैद्यकीय नियतकालिकांमधून लेखन, कुबेर फाउंडेशनच्या यूट्यूब
             चॅनलवरून आयुर्वेद संदर्भातील व्हिडिओ, तसेच ऑनलाईन
             वर्कशॉप्स, अनेक मासिके, दिवाळी अंकांमधून, ई-मासिकांमधून
             आयुर्वेदविषयक लेखन, तसेच हायकू, कविता, समीक्षा प्रसिद्ध.

पुस्तक प्रकाशित करणं झालं सोपं अर्थात
#AnyoneCanPublish अंतर्गत प्रकाशित झालेली पुस्तकं :

अनु. क्र.	पुस्तकाचे नाव	लेखकाचे नाव	किंमत
१.	पौर्णिमेच्या कथा	चिंतामणी देशपांडे	१३०/-
२.	मनाच्या आरश्यात	प्रिया खैरे पाटील	२४०/-
३.	मनतरंग	प्रिया खैरे पाटील	१३०/-
४.	दृष्टी	कांचन शेंडे	१९०/-
५.	चित्रकर्मी	आशिष निनगुरकर	२९९/-
६.	माझी भटकंती	दिलीप वैद्य	१५०/-
७.	आत्मसंवाद	रमेश राठोड	१३०/-
८.	साद	पुष्पा तारे	१६०/-
९.	भुकेलेल्या देशाची कृषि महासत्तेकडे वाटचाल	अनिल शिंदे	२६०/-
१०.	वाट चालता चालता	पुष्पा सराफ, रोशनी सराफ, नक्षत्रा सराफ	१३०/-
११.	पाऊलवाटेवर चालताना	सुचेता अवसरे	१३०/-
१२.	कृष्णं वंदे जगद्गुरूम	श्यामसुंदर राठी	१९९/-
१३.	बापा तुझं आभाळ	हनुमंत भवारी	१३०/-
१४.	रुपक कथा	शशांक देव	९९/-
१५.	केशव-लक्ष्मी कृपा	राधिका श्रीराम घोरपडे	१३०/-
१६.	शिंपल्यातील मोती	अंजना चौगुले-चावरे	१९९/-
१७.	प्रपात	प्रणव लेले	१२५/-
१८.	'जागृती'तून जागृतीकडे	जयश्री काळे	३८०/-
१९.	गंधाळलेली फुले	यशवंत पाटील	१९०/-
२०.	भवताल	मनीषा आवेकर	१८०/-
२१	सामर्थ्य विचारांचे	सतीश सूर्यवंशी	२५०/-
२२.	अभिनयांकित	जयश्री दानवे	२५०/-
२३.	मोलाची ठेव	कृष्णा पाटील	२२८/-

अनु. क्र.	पुस्तकाचे नाव	लेखकाचे नाव	किंमत
२४.	बासरी	किरण वेताळ	१२५/-
२५.	द जेनेटिक वेडिंग रिंग	मंदार मुंडले	९९/-
२६	फुलांच्या दुनियेत	मृणाल तुळपुळे	१७०/-
२७.	Incremental learning of Electricity Smart Meter Data	Archana Y. Chaudhari Preeti Mulay	८५०/-
२८.	छोड अकेला फिर जाओ	उर्मी रुमी	१७०/-
२९.	प्रवासातून प्रबोधन	श्रीराम भास्करवार	१९०/-
३०.	गढीवरच्या आईसाहेब	डॉ. यशवंत पाटील	१५०/-
३१.	भरून येणाऱ्या डोळ्यांतून	अरुणकुमार जोशी	१२०/-
३२.	द्रौपदीबाई पठाण	प्रिया गोगावले-विखे	
३३.	मुरडण	बालाजी मदन इंगळे	१३०/-
३४.	अन्नगाथा	डॉ. मृणाल पेडणेकर	१४०/-
३५.	विवेकवेल	वसंत गायकवाड	४९९/-
३६.	व्यक्तिमत्त्व विकासाचा कोलाज	विनोद बिडवाईक	२००/-
३७.	निवडक डॉ. गिरीश दाबके	डॉ. गिरीश दाबके	५२०/-
३८.	कवडसे	डॉ. अरविंद वैद्य	
३९.	रुबाब	अमोल सोंडकर	१४०/-
४०.	Titan slayers	Soha Mehendale	१८०/-
४१.	An Eternal	Dr. Arjun Shirsath	१४०/-
४२.	Karmaveer Bhaurao Patil :Life and work of a rebel	Bharat Kavathekar	१९०/-
४३.	महासत्तेच्या वाटेवर	युवराज कोरे	१४०/-
४४.	घेरं	वासुदेव डहाके	६७०/-

अनु. क्र.	पुस्तकाचे नाव	लेखकाचे नाव	किंमत
४५.	स्वयंविकासाची स्वयंप्रेरणा	विनोद बिडवाईक	२२०/-
४६.	माझा युरोप प्रवास	अशोक केसरकर (प्रवास)	२८०/-
४७.	इंडिया डायरी	प्रमोद देशपांडे (माहितीपर)	२००/-
४८.	India Dairy	Pramod Deshpande (English)	२४०/-
४९.	राम तोचि विठ्ठल	शीला देशमुख (ललित)	१५०/-
५०.	चैत्रपालवी	चैत्राली कुळकर्णी (कविता)	१८०/-
५१.	काट्यातले मोरपीस	अरुण कटारे (कविता)	१८०/-
५२.	पालवी	काशीराम बोर (कविता)	१३०/-
५३.	अंतरंग सावल्यांचे	सदाशिव शेंडे (कविता)	१९०/-
५४.	भावबंध	मोहन सरडे (ललित)	१७०/-
५५.	ईशोपनिषद	सुरेश गर्जे (अध्यात्म)	१५०/-
५६.	फुलबाग	सुरेश गर्जे (ललित)	१२०/-
५७.	रामराज्य	सुरेश गर्जे (अध्यात्म)	१७०/-
५८.	तुका आकाशाएवढा	सुरेश गर्जे (अध्यात्म)	२२०/-
५९.	पैसा, पैसा आणि पैसा	सुरेश गर्जे (ललित)	170/-
६०.	भारतभर सायकलभ्रमण	दत्तात्रय मेहेंदळे (ललित)	370/-
६१.	कचराकोंडी ते पंधरा कोटी	सतीश वैजापूरकर (माहितीपर)	180/-
६२.	कोवळी पाने	संदीप काळे (कविता)	125/-
६३.	धूमधडाका	मयूरेश कुळकर्णी (कथा)	230/-
६४.	Unalome	Shweta Bharati (अध्यात्म)	250/-
६५.	होम मिनिस्टर	युवराज कोरे (कादंबरी)	180/-
६६.	ओवीरूप भगवद्गीता	आर. जी. पाटील (अध्यात्म)	870/-
६७.	आरोग्यधाम	बी. के. तेली (चौधरी) (आरोग्य)	150/-

अनु. क्र.	पुस्तकाचे नाव	लेखकाचे नाव	किंमत
६८.	सप्रेम	अर्जुन शिरसाठ (कविता)	१४०/-
६९.	साष्टांग	अर्जुन शिरसाठ (कविता)	१४०/-
७०.	रेन वॉटर हारवेस्टींग	प्रवीण खांडवे (माहितीपर)	१९९/-
७१.	शिवसूत्र	योगेश क्षत्रिय (सेल्फ हेल्प)	२९०/-
७२.	Vitality in human resource	Vinod Bidvaik (self help)	२९९/-
७३.	Holistic approach	Vinod Bidvaik (self help)	१२०/-
७४.	The genetic wedding ring	Mandar Mundale (Ebook only)	९९/-
७५.	Andra Recipe	Vijaya Lakshmi (Telgu book)	९९०/-

पुस्तक खरेदीसाठी संपर्क : ८८८८८४९०५०

पुस्तके ऑनलाइन उपलब्ध

amazon.in / flipkart/ https://sakalpublications.com

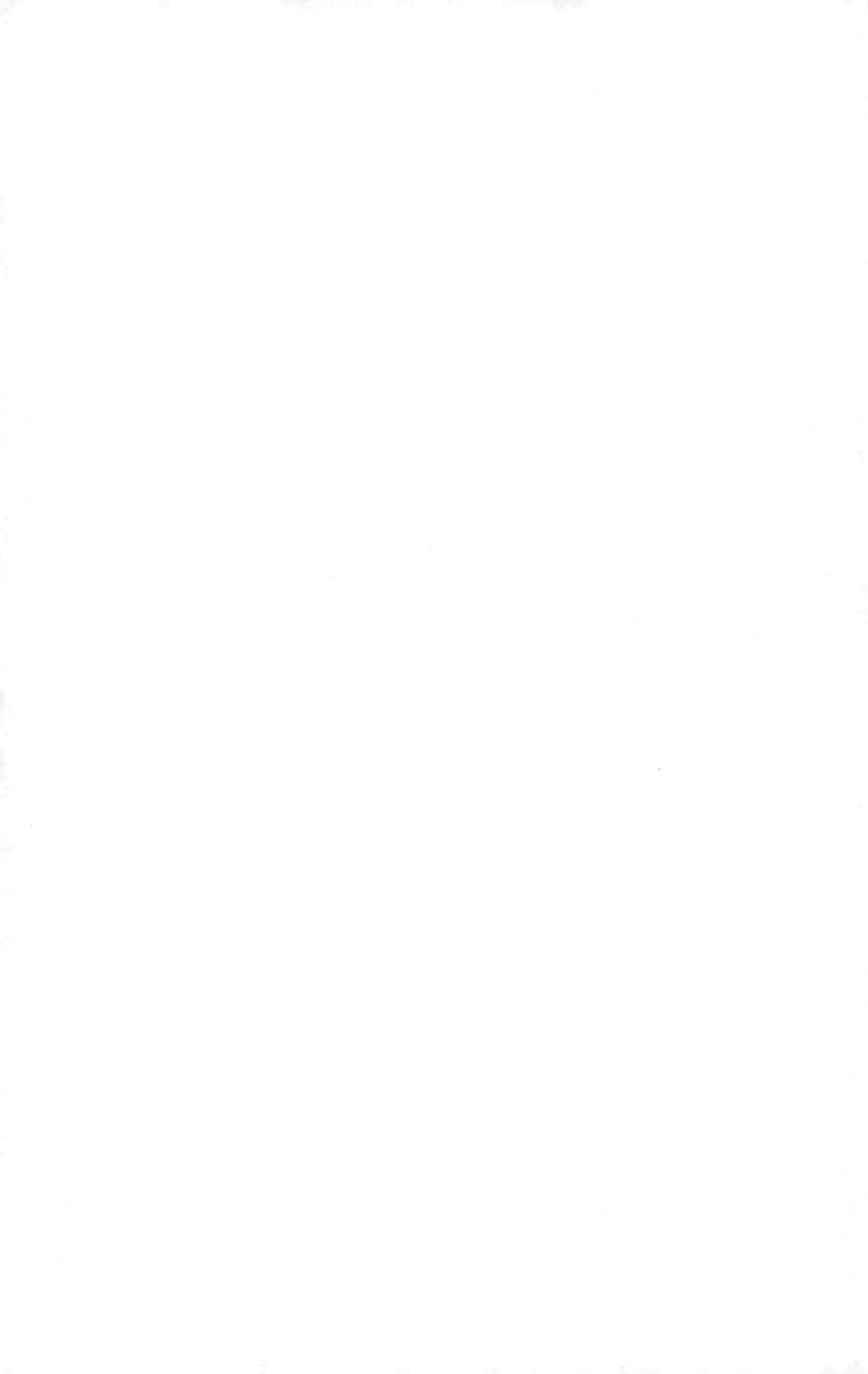